Baud

Leben mit der Bandscheibe

Bernhard Baud

Leben mit der Bandscheibe

Ein Brevier für Bandscheibengeschädigte

7., unveränderte Auflage
Mit einem Vorwort von Prof. Dr. E. Morscher

Verlag Hans Huber
Bern · Göttingen · Toronto · Seattle

Die Deutsche Bibliothek – CIP-Einheitsaufnahme

Baud, Bernhard:
Leben mit der Bandscheibe : ein Brevier für Bandscheibengeschädigte / Bernhard Baud. Mit einem Vorw. von E. Morscher. –
7. Aufl. – Bern ; Göttingen ; Toronto ; Seattle : Huber, 2002
ISBN 3-456-83688-0

1. Nachdruck 2005 der 7. Auflage 2002

Anregungen und Zuschriften an:
Verlag Hans Huber
Lektorat Medizin
Längass-Strasse 76
CH-3000 Bern 9
Tel: 0041 (0)31 300 4500
Fax: 0041 (0)31 300 4593
E-Mail: verlag@hanshuber.com

Lektorat: Dr. Klaus Reinhardt
Herstellung: Daniel Berger
Druck und buchbinderische Verarbeitung: Hubert & Co., Göttingen
Printed in Germany

Inhalt

Vorwort

Es steht heute ohne jeden Zweifel fest und wurde in zahlreichen wissenschaftlichen Untersuchungen untermauert: die wirksamste und dauerhafteste Prophylaxe und Therapie von Rückenschmerzen ist das, was im englischen Sprachraum als “low back school”, im Deutschen wohl am treffendsten als “Rückendisziplin” bezeichnet wird. Damit wird vom Patienten nicht nur Verständnis dessen, was seine Rückenschmerzen verursacht, verlangt, sondern er selbst ist aufgefordert, durch sein Verhalten und durch Anpassung seiner Lebensgewohnheiten aktiv zu seinem Wohlergehen beizutragen.

Bernhard Baud hat aus seiner täglichen orthopädischen Praxis heraus ein Brevier, wie er es selbst genannt hat, verfasst, das dem geplagten Patienten helfen soll, mit der geschädigten Bandscheibe zu leben. Fundiertes Wissen und praktische Erfahrung sind humorvoll, konzentriert und vor allem allgemein verständlich dargestellt. Es sind fundamentale und deshalb zeitlose Erfahrenstatsachen, die dem Leser vermittelt werden. Sie bedürfen deshalb auch keiner Anpassung an die “neuesten wissenschaftlichen Erkenntnisse”. Dies ist denn auch der Grund, warum die 4. Auflage nach dem frühen Tod des Autors unverändert all denen auch in Zukunft ein Helfer sein soll, die trotz Bandscheibe ihre Lebensqualität erhalten oder wiedererlangen wollen und die auch bereit sind, dafür selbst etwas zu tun.

Bernhard Bauds “Leben mit der Bandscheibe” und – wie der Untertitel des Büchleins heisst: “gelegentlich auch mit einem Lächeln!” spricht den wesentlichsten Faktor in Prophylaxe und Therapie von Rückenschmerzen an: den Patienten selbst. Deshalb war diesem Büchlein auch ein so grosser Erfolg beschieden. Der Erfolg wird es in Form dankbarer Patienten auch in Zukunft begleiten.

Erwin Morscher, Basel

Absichtserklärung

Sind Sie rückenmüde?
wirbelsäulegeknickt?
bandscheibengeschädigt?

Ich weiss: es kann ekelhaft schmerzhaft sein und einem mit der Zeit so richtig "auf die Nerven schlagen". Dazu kommen die Unsicherheit, die Ungewissheit und – nicht selten – irrige oder nur halb zutreffende Vorstellungen über das,

- was eigentlich los ist
- wie es zu werten gilt
- was dagegen getan werden kann
- wie man sich zu verhalten hat
- was weiter zu erwarten ist.

Eine Vielfalt bedrängender Fragen, welche in der Zeitnot der täglichen Sprechstunde oft kaum genügend beantwortet werden können.

Hier nun sollen sie dargelegt werden, denn das Wissen um die Dinge ist wichtig. Es hilft, erleichtert vieles, lässt sehen, dass es meist doch nicht gar so schlimm ist, wie man befürchtet haben mag.

Zu diesem Wissen beizutragen,

in dieser Absicht

ist das Buch geschrieben. Es soll zeigen, dass – und auf welche Art – man auch mit einer geschädigten Bandscheibe "auf gutem Fuss" leben kann.

1. Prolog

Oft beginnt

es so: *Am Telefon:* “Morgen, Margrit! Heute, beim Aufwachen, was für ekelhafte Schmerzen im Nacken. Ich konnte den Kopf kaum bewegen, ganz steif.”
“Was?, fängt dies bei Dir jetzt auch an? Ich habe es schon seit . . .”

oder so: *Beim Kofferversorgen:* “Au!, zum Donner! Helen, komm mir helfen. Ich kann mich kaum mehr aufrichten. Wieder Hexenschuss!”

oder so: *In der Zahnarztpraxis:* “Entschuldigen Sie, Frau Hofer, aber ich muss die Behandlung kurz unterbrechen. Diese Muskelkrämpfe zwischen den Schultern bei längerem Vorneigen, sie werden immer lästiger.”

oder so: *Im Büro:* “Bitte, Herr Lanz, schliessen Sie doch das Fenster wieder. Ich halte diesen Durchzug nicht mehr aus. Torticollis, wissen Sie.”

oder so: *Vor dem Schulhaus:* “Du, Karl, sticht es Dich auch immer so im Rücken, wenn Du vom Moped absteigst?”
“Mich? Nein. Aber sage es lieber nicht zu Hause, sonst verbieten sie es Dir noch!”

... stets jedoch entsteht

Angst
Angst
Angst

Vor was?

Vor
Rückensiechtum und damit

- **unentrinnbaren Schmerzen**
- **frühzeitiger Invalidität**
- **Verkrüppelung**
- **Lähmung**
- **Rollstuhl**

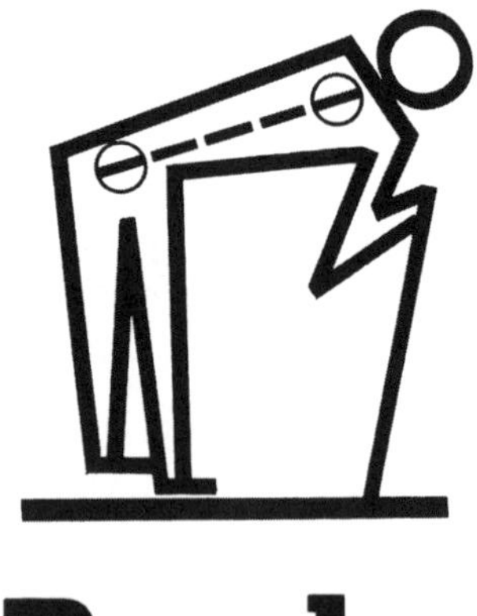

Und wer
ist schuld
daran?

die Bandscheibe!

Was ist denn dieses “berühmt-berüchtigte” Organ?

2. Die Bandscheibe

ALS DIE ANGEKLAGTE

Darf ich vorstellen?

die **Bandscheibe**
oder die **Zwischenwirbelscheibe**
oder der **Diskus intervertebralis**

Sie ist die Verbindung zwischen zwei Wirbelkörpern und besteht aus einem **gallertigen Kern** und dem **knorpligen Faserring** und wird vorne und hinten durch **Längsbänder** zusammengehalten.

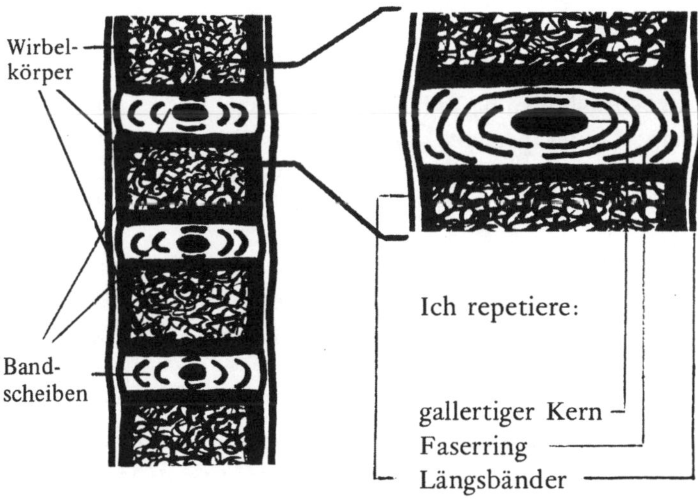

Als elastisches Element ermöglicht sie dem Rücken, einer Kette von 24 Wirbeln, die Bewegungen.

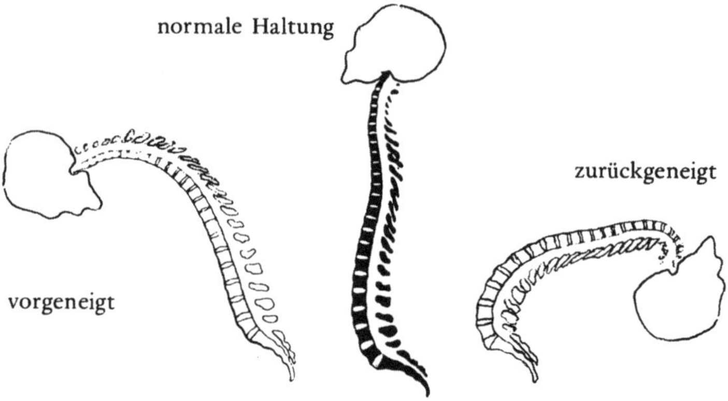

Aber bitte! Bilden Sie sich noch nichts ein über dieses Wissen. Die Sache wird komplizierter:

Die **Wirbel** sind unter sich nicht nur durch Bandscheiben verbunden.

Am **Wirbelbogen** befinden sich Fortsätze, u.a. je zwei kleine **Gelenkfortsätze** nach oben und unten, welche mit den entsprechenden Nachbarn artikulieren – und dies gelegentlich recht laut!

Diese **Zwischenwirbelgelenke** weisen einen **Gelenkdiskus** auf, eine dünne Knorpelscheibe, welche die Gelenkflächen trennt. Und dann natürlich auch eine **Gelenkkapsel.**

Und – um Sie anatomisch weiter zu verwirren – sind Wirbelbogen und Fortsätze noch mit einem Kunterbunt von kreuz-, quer-, schräg- und längsverlaufenden **Bändern** und **Muskeln** miteinander verbunden.

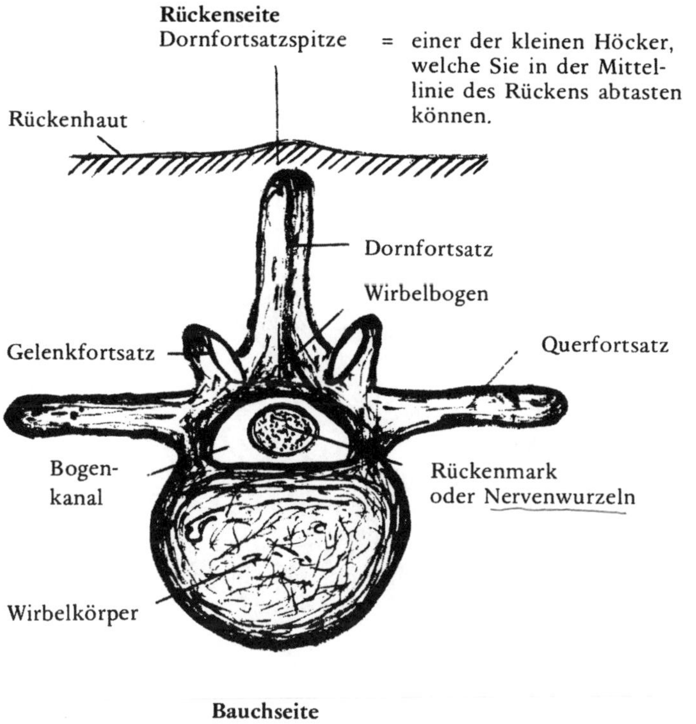

Dazu kommen der **Bogenkanal** mit dem **Rückenmark** und die durch die Wirbellöcher austretenden **Nerven** oder deren Wurzeln.

Zwei benachbarte Wirbel und das dazwischen liegende vielfältige, komplexe Gefüge von Geweben und Organen fassen wir zusammen mit dem Ausdruck

BEWEGUNGSSEGMENT.

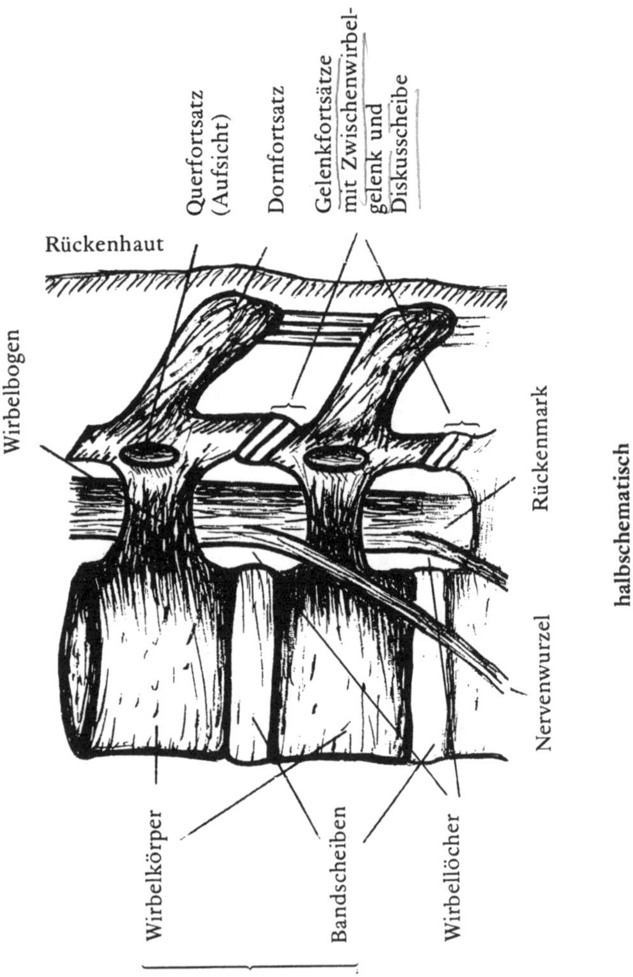

halbschematisch

Vergessen Sie nun aber die Einzelheiten wieder. *Klammern* Sie sich an Stichworte:

- Wirbelkörper
- Wirbelbogen mit Fortsätzen
- Kleine Wirbelgelenke mit Gelenkdiskus
- Bänder und Muskeln
- Austretende Nervenwurzeln

und eben – als massgeblichster Teil – die

- **Bandscheibe**

Freuen Sie sich zudem, die trockenen, einleitenden ana tomischen Instruktionen bald überstanden zu haben. Der Text wird dann spannender!

DER VERTEIDIGER

Wenn auch weitaus die meisten Rückenbeschwerden letzten Endes durch die Bandscheibe verursacht werden, so plädiere ich doch auf das Bestimmteste für

mildernde Umstände!

Die Angeklagte hat eine *schwere Jugend* durchgemacht und ist *dauernd überfordert* worden.

Ihre vollauf berechtigten

Klagelieder

haben viele Strophen

und zeugen von mannigfachen

Ursachen ihrer Leiden!

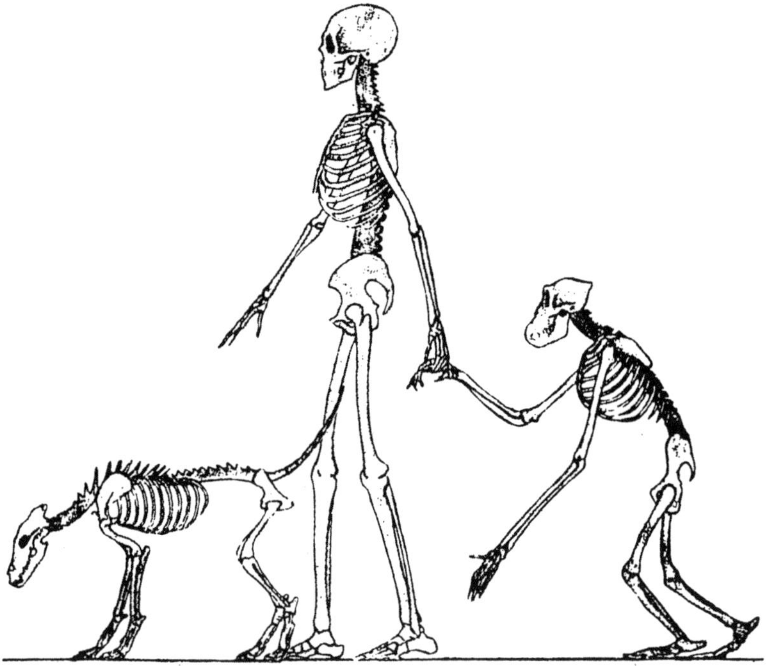

Vergleich des Vierfüsser-, Menschen- und Affenskeletts

1. Tribut für den aufrechten Gang

Der "Wirbelsäulenarchitekt" plante die Bandscheibe für den Vierfüsslergang, den Gang stammverwandter Vertebraten. Doch die Absichten unserer Urvorväter galten Höherem – und so müssen wir nun als Zweibeiner unser

"*Kreuz*" tragen. Denn durch die Aufrichtung und die dazu notwendige Beckenkippung wirken an der untersten Lendenwirbelsäule – eben in der *Kreuzregion* – ganz abnorme Abscherkräfte auf die Bandscheiben ein.

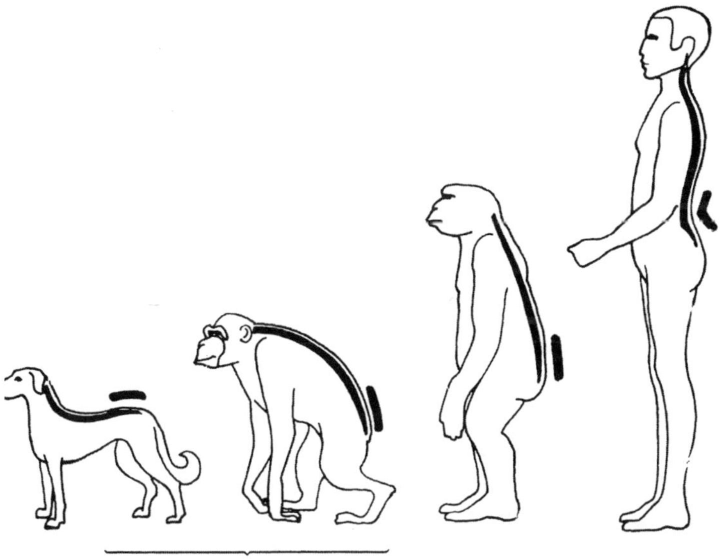

gebogen gestreckt geknickt

Nur dem Rücken des Dackels wird eine ebenso abnorme Statik zugemutet: bei langem Rumpf und kurzen Beinen hängt die Wirbelsäule stark durch.

Durchhängen der Wirbelsäule

Als Quittung kann es zu Bandscheibenvorfall und der bekannten "Dackellähmung" kommen.

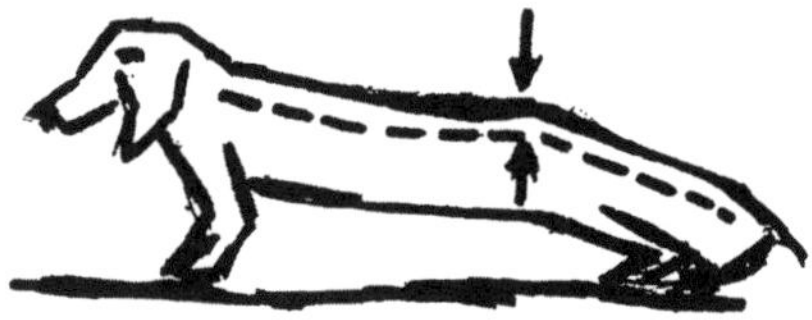

2. Fehlbelastung wegen Konstruktionsfehler der Wirbel

- angeborene keilförmige Wirbel
- ganz oder teilweise zusammengewachsene Wirbel
- Formatypien der Bogenfortsätze
- 6 statt 5 Lendenwirbel

3. Narben als Folge von Wachstumsstörungen

- Scheuermann'sche Krankheit (u.a. Keil- oder Trapezform → Rundrücken)
- Wirbelerweichung
- Abgleiten eines Wirbels nach vorne

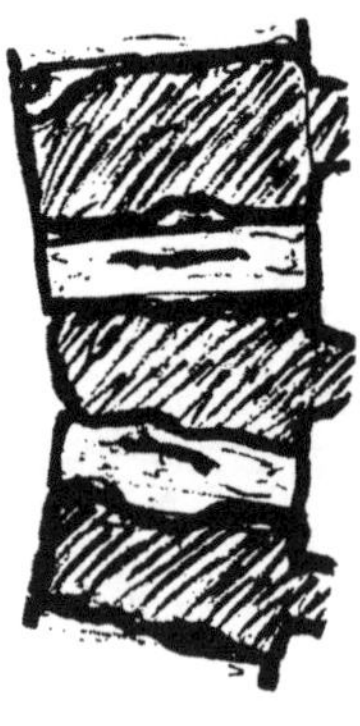

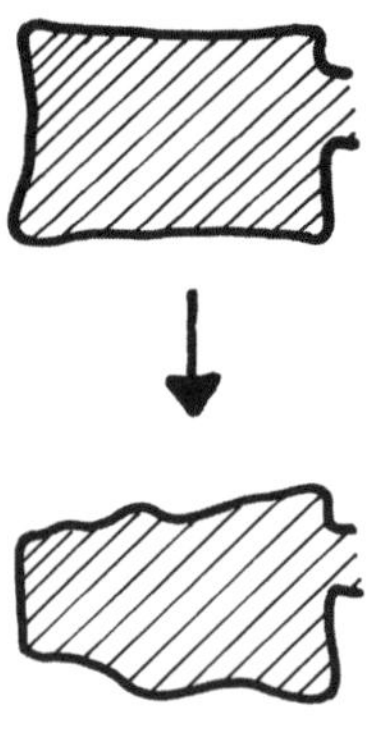

4. Mangelnde Unterstützung durch die Muskulatur

- angeborene Schwäche, Insuffizienz
- Nachhinken der Muskelentwicklung während Wachstumsstössen des Skeletts
- Bewegungsarmut!

5. Ererbte Gewebeschwäche

- konstitutionell verminderte Widerstandskraft gegen Belastungen
- unterentwickelte, abnorm schmale Bandscheibenräume

6. Dauernd ungleichmässige Belastung bei Wirbelsäuleverbiegungen

- nach Wirbelbrüchen

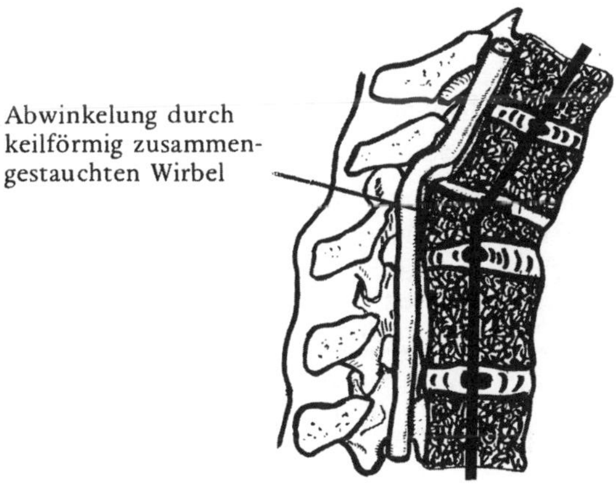

– wegen seitlicher Bogen (Skoliosen)

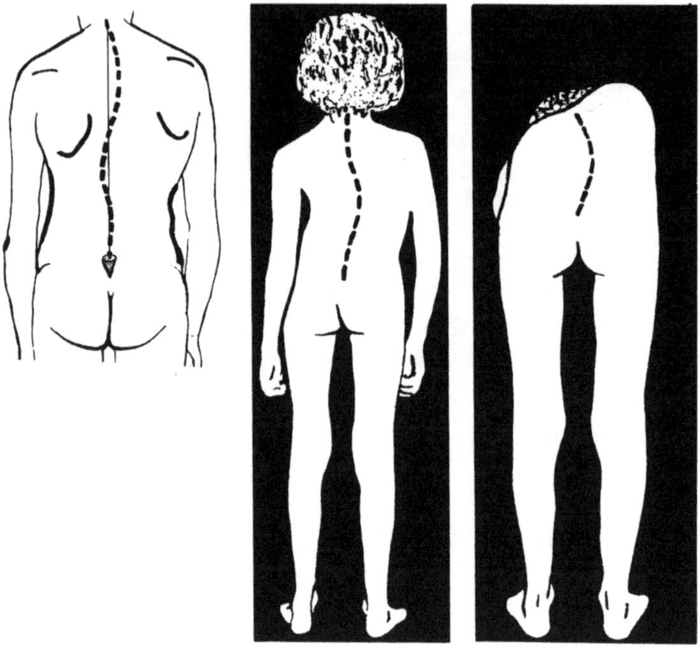

– durch Achsenabweichungen in der Pfeilebene:

Rundrücken
Hohlkreuz
Hohlrundrücken
Flachrücken

je nach Grad ☛	**HALTUNGSANOMALIE** **HALTUNGSFEHLER** **HALTUNGSSCHADEN** **HALTUNGSZERFALL** !

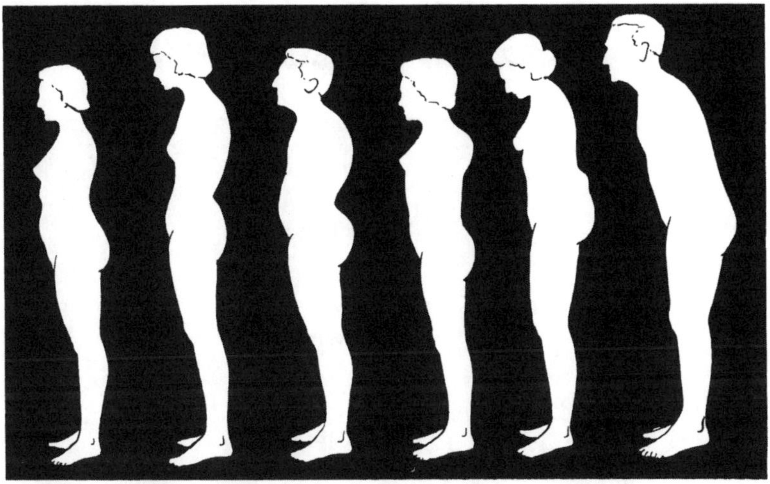

a b c d e f

Silhouetten einiger pathologischer Körperhaltungen

a) normale Haltung;
b) lumbale Scheuermann'sche Krankheit mit lumbaler Kyphose;
c) Dorsale Scheuermann'sche Krankheit, vermehrte Brustkyphose und Lendenlordose;
d) Asymmetrischer Rücken bei idiopatischer Skoliose mit Gibbusbildung;
e) Spondylolisthesis L 5;
f) Antalgische Haltung bei akutem Ischiassyndrom.

Anomalie Fehler Schaden Zerfall

3. Ihr Schaden

Wie leidet sie?

Sie wird

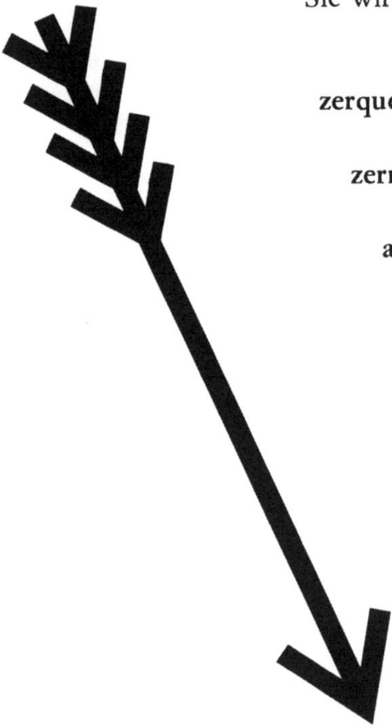

zerquetscht

zerrissen

aufgeweicht

gespalten

gezogen

zermalmt

torquiert

abgeschert

verdreht.

Kein mittelalterlicher FOLTERKNECHT könnte grössere PEIN erfinden!

So leidet sie!

Es entstehen **Risse**
Spalten
Erweichungsherde
abgestorbene Zonen
Verlagerung des Gallertkernes
Abplattung

Ich repetiere wiederum:

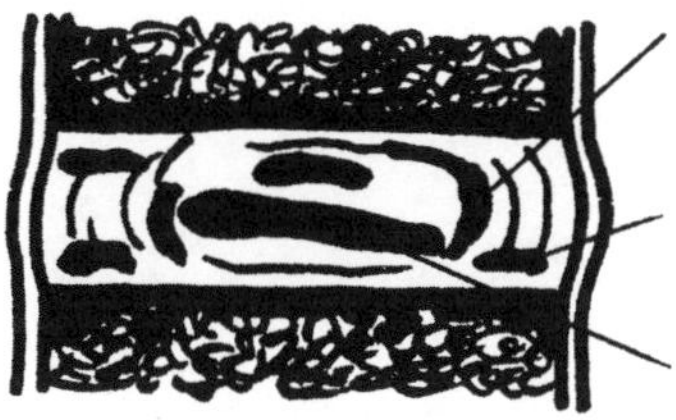

Gelegentlich nun

rächt sie sich,

fügt anderen zu, was man ihr angetan, rebelliert, zeigt ihre dominierende Rolle, terrorisiert die Umgebung – das gesamte Zwischenwirbelgefüge oder Bewegungssegment.

Sie

verschiebt	durch Zusammensintern die kleinen Wirbelgelenke
zerreisst	deren dünnen Gelenkdiskus
lässt	benachbarte Dornfortsätze sich aneinander *reiben*
zwingt	durch Abnahme der Pufferwirkung die Wirbel zu Verkalkungen und Randwulstbildung
quetscht	beim Vortreten über Wirbelkanten die Nervenwurzeln
zerrt	den Bandapparat
dehnt	die Muskeln
verdreht	die Bogenfortsätze gegeneinander

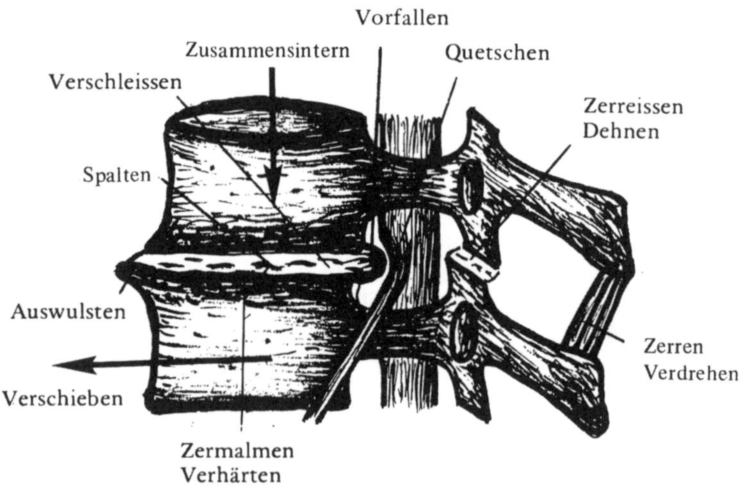

halbschematisch

Und jetzt beginnen Sie Ihre Bandscheibe allmählich zu hassen. Sie hat Ihnen so richtig das

Gruseln

beigebracht. Besonders wenn der Mediziner die Veränderungen und deren Folgen mit unheilvollen Fremdwörtern etikettiert, wie:

Cervicalsyndrom
Osteochondrose
Diskopathie
Lumboischialgie
Spondylarthrose
Spondylose
Diskushernie

ABER ES KOMMT NOCH BESSER!

Sie lesen "die medizinische Seite" in

Tageszeitungen   Magazinen
Zeitschriften   Krankenkassenblättern
Illustrierten   Versicherungsberichten.

Sie sehen fern und werden

mit erschütterndem Tatsachenmaterial,
mit statistischen Informationen   **GEQUÄLT:**

Schlagzeilen

Schularzt: 85% Haltungsschäden

Von 41'674 Rekruten wurden 1967 b… 200 Schäden an der Wirbelsäule festgestellt. 1962 waren es bloss 1923. Die Zahl der geschädigten Jünglinge hat sich demnach in 5 Jahren verdreifacht.

Ausmusterungsquote 23%

NUR 40% … ER MITTELSCHÜLER EINE ABSOLUT GESUNDE W.RBELSÄULE, DIE RESTLICHEN 60% LEIDEN ALLE AN LEICHTEN BIS SCHWEREN RÜCKENSCHÄDIGUNGEN.

Radiologisch gibt es im Erwachsenenalter praktisch keine normale Wirbelsäule

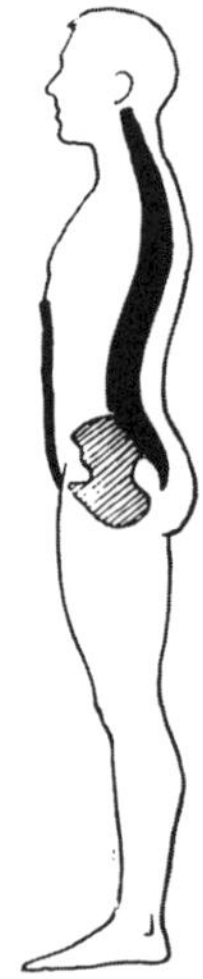

HALTUNGS-ZERFALL

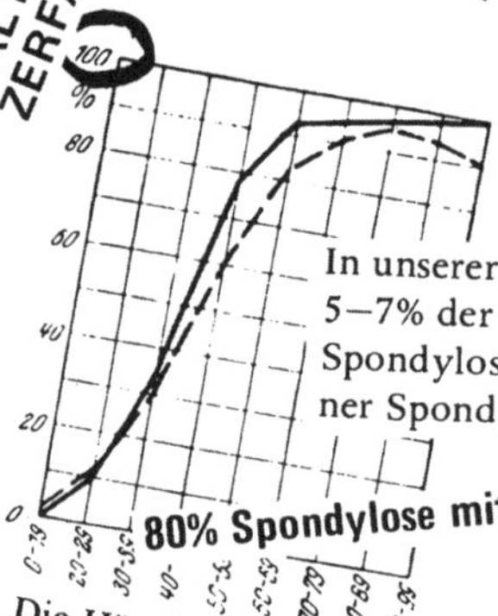

In unserer Bevölkerung leiden 5–7% der Individuen an einer Spondylose und 2–4% an einer Spondylolisthesis.

80% Spondylose mit 40 Jahren!

Die Häufigkeit der Spondylosis deformans

noch fraglich diensttauglich waren. Morscher berichtet über Halt…schäden der Wirbelsäule in 85% vor …hten 12–16jährigen Jugendlichen ? …emeinden.

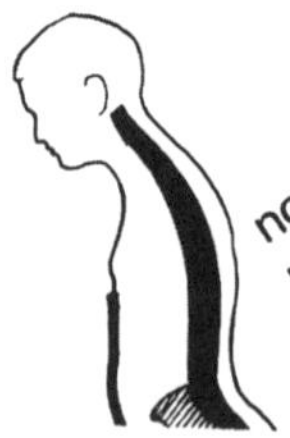

... untersuchten Hochleistungsturner im Alter von 9–16 Jahren. Bei 50% der Untersuchten fanden sich im Röntgenbild Veränderungen im Sinne eines Morbus Scheuermann.

Involutionen schon ab 12 Jahren

Schlaglichter

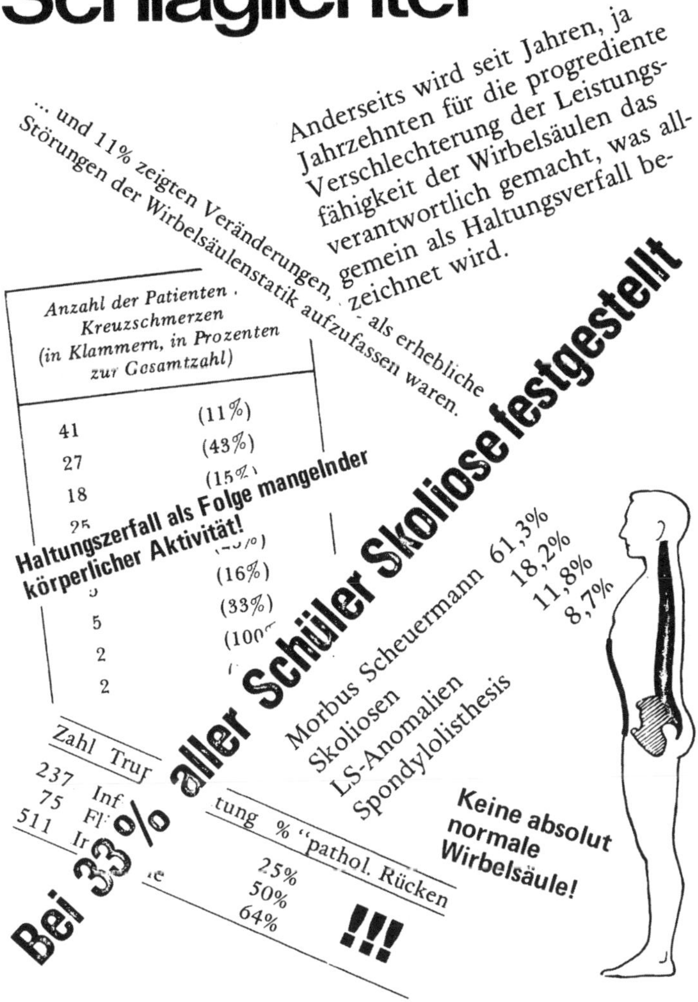

Von 6071 Basler Schulkindern, die in die erste Klasse eintraten, fand man bei einem Achtel Wirbelsäulenschäden – bei Schulaustritt waren es bereits ein Drittel der Untersuchten.

So wird nun die

Horrorstory

zur

PANIK

und auch nur
gelegentliche Rückenschmerzen
führen zum Arzt.

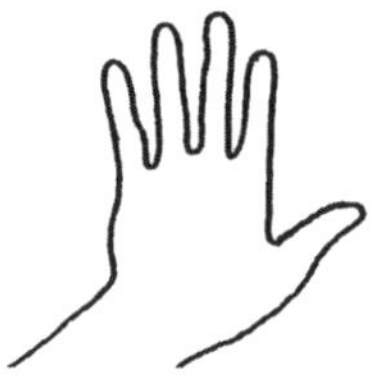

Dr. X. **Halt!**

Nur immer mit der Ruhe!

Greifen Sie jetzt nicht zur Schachtel mit Valium, sondern hören Sie mir zu. Wie Sie gesehen haben, sind schon in jüngeren Jahren Bandscheibenschäden ausserordentlich häufig und ab 40 Jahren hat praktisch jeder Mensch krankhafte Veränderungen an dieser Knorpelscheibe.

Aber – und nun bitte ich Sie um Ihre ganze Aufmerksamkeit –:

Die Bandscheibe ist allermeist eine

stille, stumme Dulderin

indem ihre Leiden, selbst bei schweren Veränderungen, üblicherweise keinerlei Schmerzen oder Beschwerden auslösen.

Mit anderen Worten:
Bandscheibenschäden, seien sie Folge von Haltungsfehlern, Rückenverbiegungen oder Wirbeldeformitäten
bedeuten noch lange nicht auch
– Schmerz
– Behinderung
– Leistungseinbusse.

Mit anderen Worten:
Bandscheibenschaden ist nicht zwangsläufig gleichzusetzen mit Schmerz.

Oder in der Sprache des Mediziners:
Degenerative Prozesse der Bandscheiben manifestieren sich subjektiv nur selten.

SCHADEN ≠ SCHMERZ

4. Der Schmerz

AUS DER SPRECHSTUNDE:

Patient Gut, Herr Doktor, Sie haben mir gezeigt, dass Bandscheibenschäden sehr häufig sind und dass die meinen sicher schon lange Zeit – wenn auch verborgen – bestanden haben.

WARUM ABER TRETEN DENN GERADE JETZT BEI MIR

SCHMERZEN

AUF ???

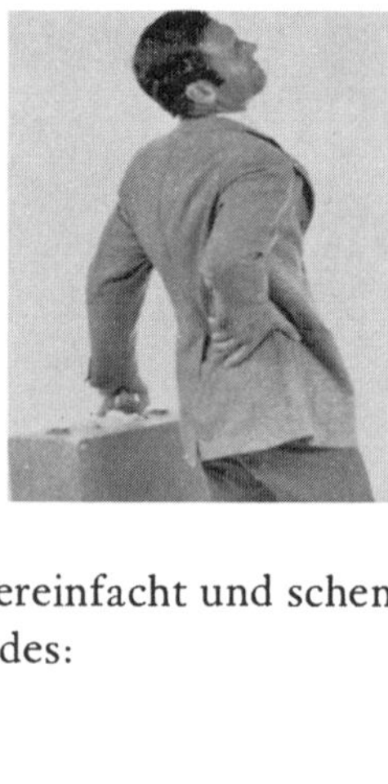

Dr. X. Es geschieht – vereinfacht und schematisch dargestellt – folgendes:

Am Anfang war: der Riss

- der Riss *erweitert* sich
- die Erweichung nimmt zu
- die Bandscheibe sintert ein, verlagert sich

⇩

- Bänderzerrung
- Muskeldehnung
- Gelenkverdrehung
- Gewebevorfall

⇩

- Verkrampfung
- Entzündungsreaktion
- Druck auf Nerven

⇩

Schmerz

als

- Lumbago
- Hexenschuss
- Ischias
- Torticollis
- Hinterhauptmigräne

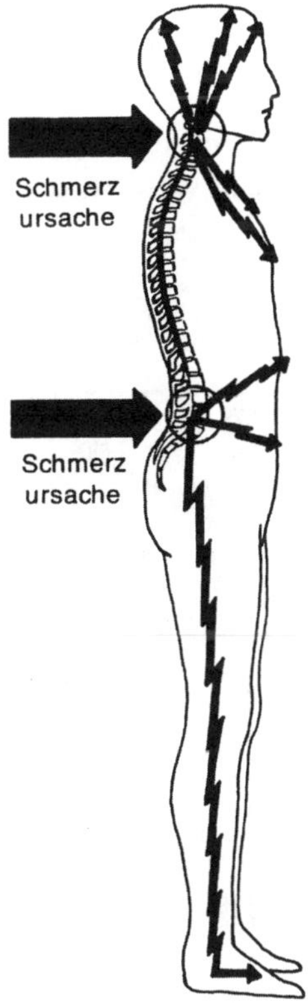

Zum **SCHMERZBILD** noch etwas:

Die stärksten Beschwerden treten oft gar nicht am Ort des Grundübels – im Bandscheibenbereich – auf. Ja, dieser kann sogar völlig schmerzlos sein. Häufig tun Ihnen

- Folgeerscheinungen
- reaktive Prozesse
- Fernsymptome
- sekundäre Reizpunkte

am meisten oder sogar einzig weh. In der Fachsprache: "diese stehen subjektiv im Vordergrund".

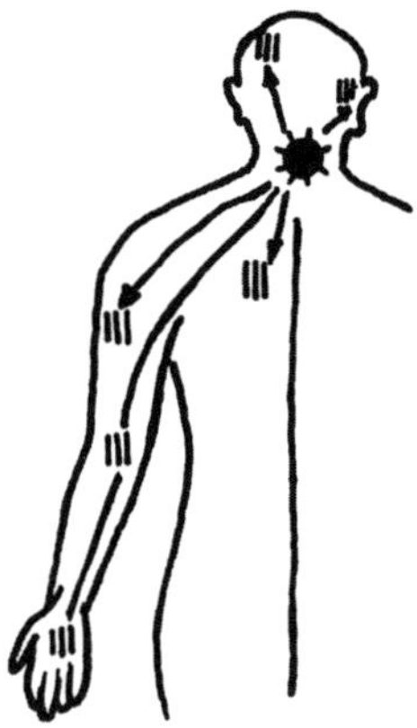

Schmerzen bei Bandscheibenschäden der Halswirbelsäule

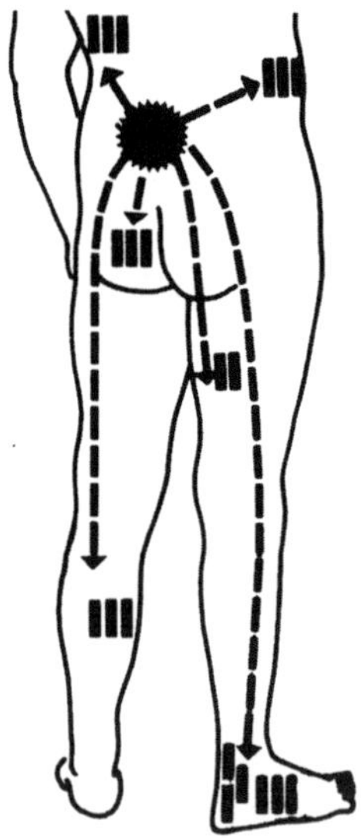

. . . der Lendenwirbelsäule

Zum Beispiel:

Verkrampfte Muskulatur
(Myalgien) neben der Wirbelsäule, am Schultergürtel, im Gesässbereich, am Oberschenkel.

Knochenhautentzündungen
(Peristosen) an Dornfortsätzen, Schulterblatt, Beckenkamm, Kreuzbein, Rippen.

Nervenschmerzen
(Neuralgien) in Armen und Beinen, Ameisenlaufen, Rieseln, klopfende Kopfschmerzen.

Ja sogar – wenn auch seltener – Ohrschmerzen, Schwindelanfälle, Schluckbeschwerden, Stechen in der Brust. All' dies kann "vertebragen" (durch Wirbelsäulenerkrankungen bedingt) sein.

Patient Ich begreife nun den Ablauf. Aber warum denn diese folgenschwere "Risserweiterung", welche letztendlich die Schmerzen auslöst oder auslösen kann?

Dr. X. Die

Gründe, Ursachen

sind
aussergewöhnliche,
zusätzliche
und **abnormale**

DRUCKEINWIRKUNG

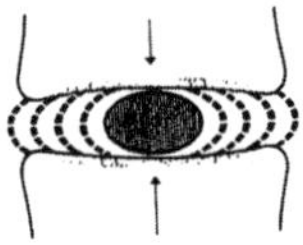

ABSCHERUNG

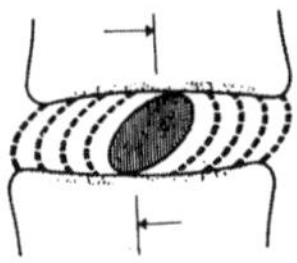

VERDREHUNG

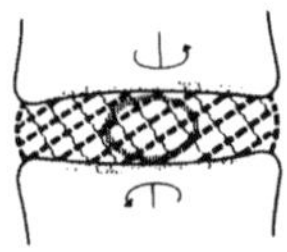

und all' deren **Kombinationen,** welche zum sozusagen alltäglichen, von der Bandscheibe hingenommenen und erduldeten Stress hinzukommen.

Diese Kräfte brauchen gar nicht besonders gross zu sein. Es genügt, wenn sie häufig oder während längerer Zeit oder unvorhergesehen abrupt (und damit von der Muskulatur nicht "aufgefangen") einwirken.

Ja, bei bereits bestehendem Reizzustand mit Verkrampfung von Bändern und Muskeln können sie allein durch Dehnung den **Schmerz** verstärken, aufflackern lassen, ohne dass eine Erweiterung des Bandscheibenrisses erfolgt.

An **Beispielen** kann ich Ihnen einen ganzen

Katalog bieten:

Druckeinwirkung (besonders noch einseitig)

Langes Vorneigen des Kopfes

- Büroarbeiten ("maladie des dactylos" nennen es die Pariser)
- Lesen eines faszinierenden Krimis
- Saum des Rockes modegerecht verlängern oder kürzen

Bequemes Sitzen mit durchgebogener Wirbelsäule

- im Auto
- beim Fernsehen
- im Klubfauteuil

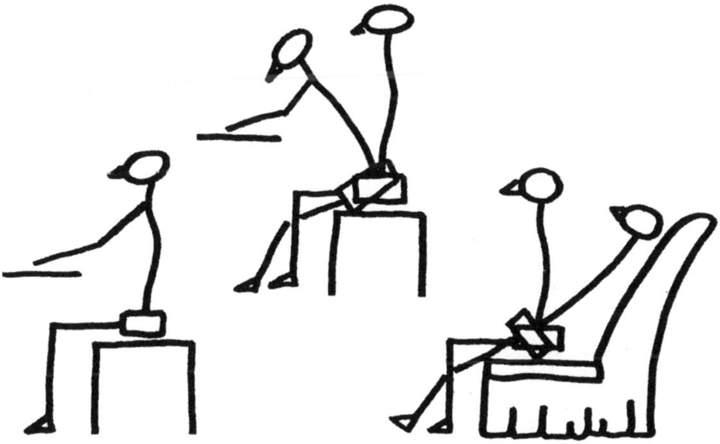

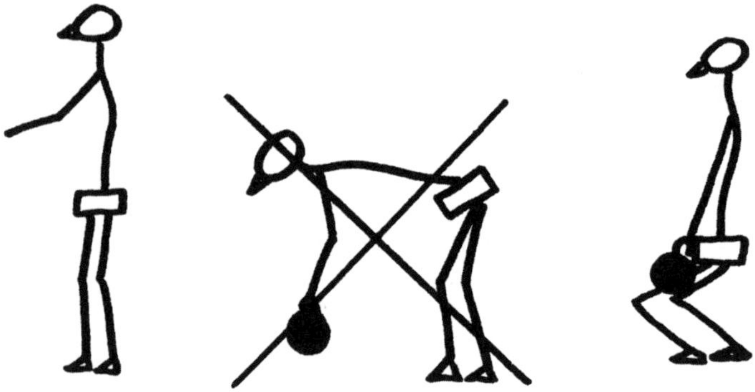

Häufiges Heben und Tragen von Lasten (besonders noch in vorgeneigter Haltung)

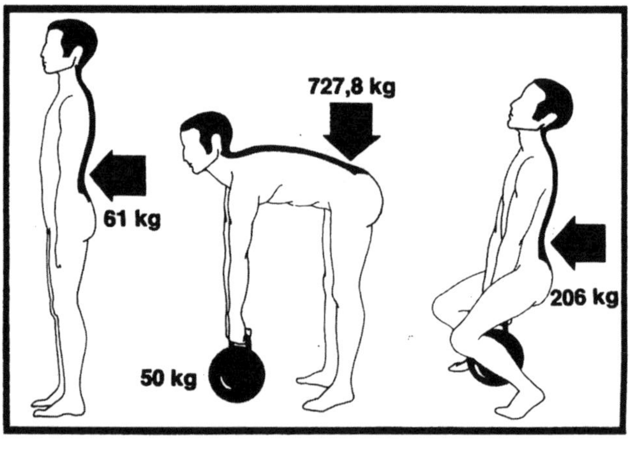

Beim Heben in vorgebeugter Haltung vervielfacht sich die Belastung der Lendenwirbel-Bandscheiben.

Übergewicht (kein Kommentar nötig)

Langsames Gehen und häufiges Stehenbleiben

- Museumsbesuch
- Ausstellungen
- "Lädelen" der Damen beim Einkaufen

Arbeiten mit (auch nur leicht) gebücktem Oberkörper und Kraftanstrengung

- Staubsaugen
- Rasenmähen
- Plätten mit schwerem Bügeleisen

Rückwärtsbiegen des Oberkörpers

- Wäscheaufhängen an hohes Seil
- Montieren der Vorhänge
- Einschrauben einer elektrischen Birne an der Deckenlampe

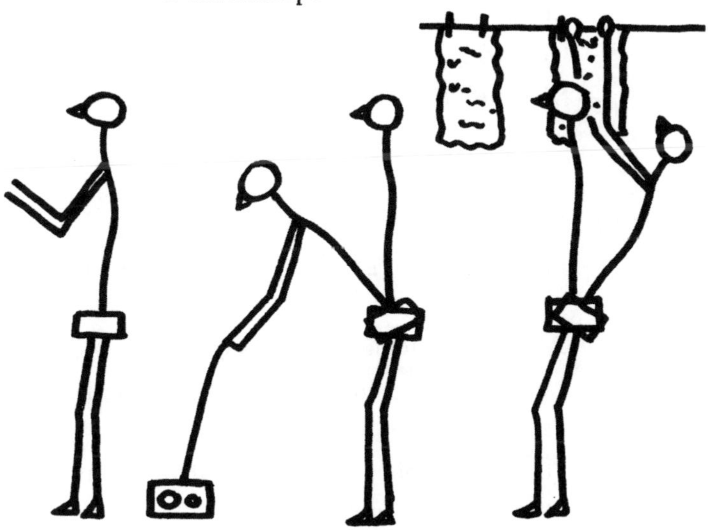

Erschütterungen (axial)

- Reiten im "deutsch Trab"
- Mopedfahren
- "Landen" nach der Reckübung
- Stolpern über Trottoirrand

Abscherungen

Heben oder Tragen mit seitlich geneigtem Oberkörper

- Koffer auf den Hintersitz im Auto versorgen
- schweren Korb auf Gestell schieben
- Rosen in der hinteren Gartenecke begiessen

Muskelverkrampfung bei

- rheumatischen Krankheiten
- Erkältungen, Grippe
- Durchzug
- Niessanfall

Stauchung und Prellung

- ungeschicktes "Landen" beim Trampolinspringen
- Bodycheck beim Eishockeyspiel
- "Wassern" mit durchgebogenem Kreuz beim Sprung vom 5-Meter-Brett
- Peitschenhiebbewegung der Halswirbelsäule bei Auffahrtskollision

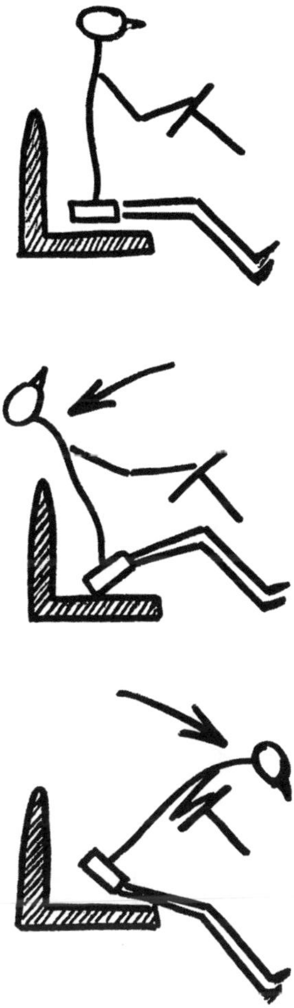

Verdrehung

- Schlafen in verwinkelter Stellung
- Zurückschrecken vor Nachbars Wolfshund
- häufiges "Wedeln" beim Skifahren

– Rückwärtsfahren mit dem Auto

– Servieren eines Tabletts voller
Bierkrüge

usw.

usf.

"

"

"

"

"

"

"

"

"

"

"

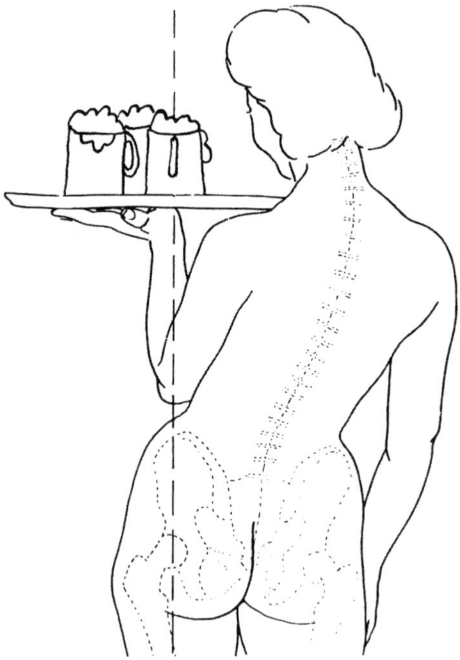

Patient Bitte, Herr Doktor, hören Sie auf! Es genügt. Da kann man ja überhaupt nichts mehr machen. Man müsste sich in Watte wickeln und ständig ruhig bleiben.

Dr. X. Verzeihung, ich muss Sie nochmals schockieren. Auch dadurch würden Sie nicht mit Sicherheit Ihren Rückenschmerzen entrinnen. Denn: langes Verweilen in derselben Körperhaltung – denken Sie an Rekruten bei der Inspektion – ist für die Wirbelsäule ebenfalls schädlich.

Und weiter: der menschliche Körper ist für

BEWEGUNG

konstruiert. Da hatten es unsere Urvorväter wesentlich besser, waren sie doch für ihren Lebensunterhalt zum Jagen und Beerensammeln gezwungen.

Wir sind keine

HOCKER oder **STEHER**!

Zum Abschluss aber noch der Clou: in manchen Fällen lässt sich für die Schmerzauslösung gar keine "nachvollziehbare" Ursache finden.

Der Schmerz kann auch kommen wann er will,

EINFACH SO!

N.B.: Falls Ihr Kausalitätsbedürfnis das "einfach so" nicht akzeptieren kann, bitte, dann ist es eben

DAS WETTER!

Glücklich sind wir Alpenländler, dass wir Föhn und Bise besitzen, denen wir doch so vieles anlasten können.

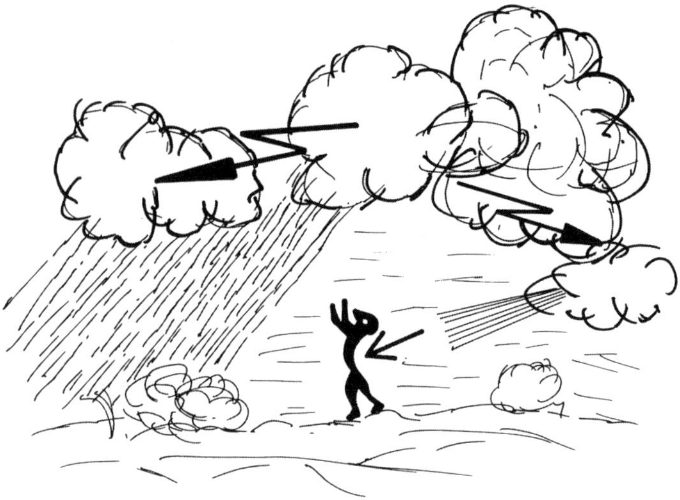

Immerhin: eine gewisse "Wetterfühligkeit" gibts bei Bandscheibenleiden schon. Witterungseinflüsse werden jedoch häufig überschätzt. Die Bandscheibe ist kein absolut zuverlässiger Ersatz für den Barometer!

5. Die Behandlung

hat **ZWEI ZIELE.**

Zum einen: **bestehende Schmerzen,**
Reizzustände
zu beseitigen,

also das Bandscheibenleiden in den früheren, subjektiv stummen Zustand zurückzuführen

= **SCHUBBEHANDLUNG**

zum andern: **Rückfälle,**
erneute Schmerzschübe
zu verhüten,

also Massnahmen und Verhaltensweisen, um das Bandscheibenleiden nach Möglichkeit dauernd subjektiv stumm zu halten

= **NACHBEHANDLUNG**

Diese ist ebenso wichtig wie die Behandlung des aktuellen Schmerzzustandes, würdig eines eigenen Kapitels:

Rückfallverhütung.

Erschwert kann die Behandlung werden, falls der Patient die Situation nicht richtig einschätzt.

Der (extreme)

Optimist

bagatellisiert: "Zum Glück nur die Bandscheibe! Ich befürchtete schon etwas Schwerwiegenderes." Er glaubt, mit *Rheumasalbe,* heissen Wickeln und Schmerztabletten die Sache erledigen zu können.

Er schiesst mit einer Käpslipistole gegen einen Panzer.

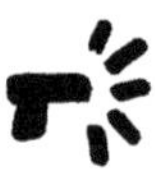

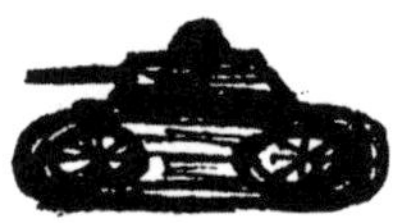

Ganz anders der (extreme)

Pessimist

"Also doch!, ich habe es geahnt: die Bandscheibe!! Kann man noch *operieren,* Herr Doktor??"

Er glaubt, Spatzen mit Kanonen abschiessen zu müssen.

TAKTISCHES VERHALTEN

Wie im **KRIEG**
der Einsatz der **KAMPFMITTEL**
sich nach der **STÄRKE des Gegners**
richtet, vom Gewehr über
Maschinenpistole,
Minenwerfer,
Kanone,
Bombe,
bis zur Atomwaffe,

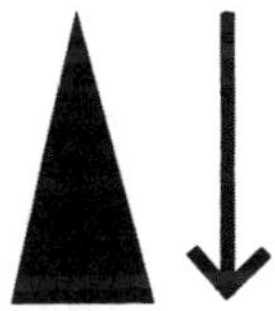

so richten sich die Behandlungsmassnahmen nach Art und Intensität des Beschwerdebildes.

Und – um beim Vergleich zu bleiben – wie der militärische Kommandant versucht, mit möglichst geringen Mitteln und kleinstem Aufwand den Gegner zu vernichten, so wird der Arzt vorerst solche Behandlungsmethoden anordnen, welche erfahrungsgemäss und üblicherweise die betreffende Situation meistern und am wenigsten umständlich, aufwendig sind.

Beiden jedoch – dem Kommandanten wie dem Arzt – stehen **RESERVEN** zur Verfügung,
falls das **KAMPFGESCHEHEN**
oder der **KRANKHEITSVERLAUF**
ÜBERRASCHUNGEN
bieten sollte.

Der Gründe für

- nicht planmässiges Verhalten
- Verzögerungen
- Komplikationen
- Unvorhergesehenes
- "Varia"

sind gerade bei Bandscheibenleiden viele!

Lassen Sie also – falls die Behandlung nicht "auf Anhieb" Schmerzfreiheit bringt – Ihren Arzt konsequent vorgehen, den Gegner abtasten, seine Stärken und Schwächen ergründen, die Behandlungsmittel dosiert, gezielt, bei Notwendigkeit kombiniert, je nach Verlauf durch "gröberes Geschütz" unterstützt einsetzen, und zwar so lange, bis das Ziel

Beschwerdefreiheit

erreicht ist.

Als Illustration hierzu: **Aus Krankengeschichten**

Patient A. hatte vor 2 Wochen einige Haselnusssträucher im Garten seines Weekendhauses gepflanzt. Seither Kreuzschmerz. Auftragen eines Senfpflasters – welches sich früher bei ähnlichen Beschwerden bewährte – brachte diesmal nicht den erhofften Erfolg.

Die Untersuchung zeigt leichte Bewegungs- und Druckschmerzen an den beiden untersten Lendenwirbeln. Verordnung: Rheumatabletten, heisse Wickel, strikte körperliche Schonung.

1 Woche später Telephon: in den letzten Tagen schmerzfrei, seit heute Morgen jedoch ohne ersichtlichen Grund akute starke Schmerzen und ein Kribbeln im rechten Bein. Also Ischias. Nach 10 Kurzwellenbehandlungen und Streckungen der Lendenwirbelsäule wesentlich besser. Nur noch bei längerem Sitzen, körperlichen Anstrengungen, Husten und Niesen lästige Restschmerzen im Oberschenkel. Diese bleiben auch nach 6 Fangopackungen unverändert. Spezialröntgen zeigen Eindellung der Ischiaswurzel. Operativer Eingriff wird diskutiert. Vorher aber noch Versuch mit Badekur und weiteren Streckungen – und siehe da, der Patient kommt beschwerdefrei nach Hause.

Also: Dieselbe Bandscheibe verursacht vorerst nur leichte Kreuzschmerzen, dann plötzlich eine starke Ischias. Die Behandlung muss entsprechend geändert werden. Einfache Massnahmen wirken erfreulich rasch und gut. Geringe Restschmerzen aber sind erstaunlich resistent und klingen erst nach einer verhältnismässig "aufwendigen" Badekur ab.

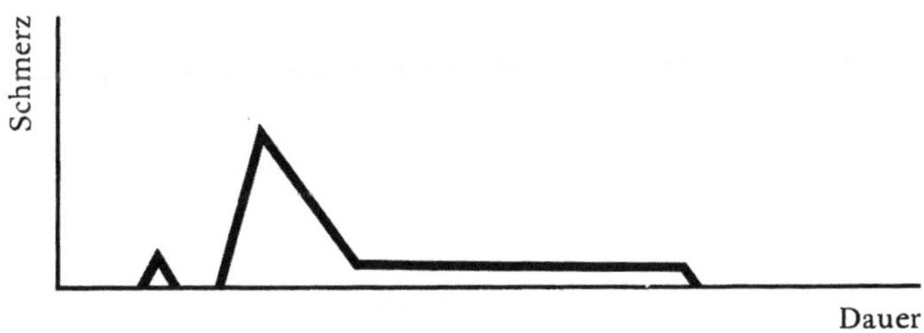

Patient B. hatte vor 10 Tagen an einer Schlossbesichtigung teilgenommen. Das Wetter war kalt und zügig gewesen. Seither Nackenbeschwerden. Besonders die

Muskulatur ist hart, gespannt und schmerzhaft. Rheumasalbe, heisse Wickel und Elektrotherapie ohne jeglichen Erfolg. Ja, nach 1 Woche treten sogar Ausstrahlungen in den linken Oberarm auf. Nun chiropraktische Manipulationen. Damit endlich Besserung. Es verbleibt nur noch eine Knochenhautentzündung am Dornfortsatz des siebenten Halswirbels. Diese wird mit einer Kortisoninfiltration "weggespritzt".

Also: anfängliche Behandlung erfolglos. Komplikationen treten auf. Die nun modifizierte Therapie bringt Schmerzfreiheit.

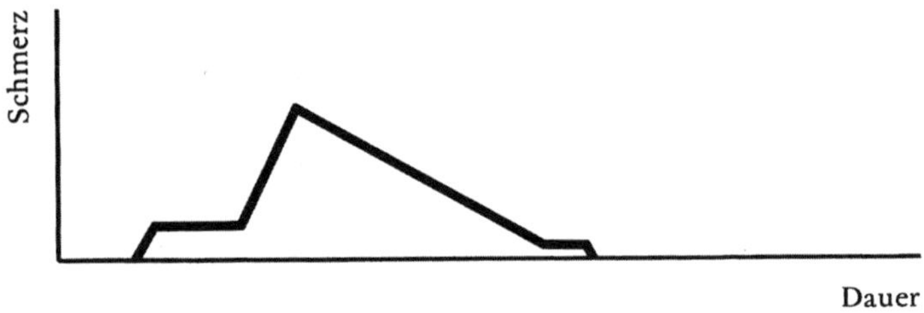

Patient C. kommt in die Praxis wegen seit ungefähr 1 Jahr immer wieder auftretender Kreuzschmerzen, welche bisher nach Einmassieren einer Rheumasalbe abgeklungen sind. Röntgenbilder zeigen Abgleiten des untersten Lendenwirbels nach vorne über das Kreuzbein um 1 1/2 cm. Die Schmerzen werden durch reaktive Knochenhautentzündungen am Dornfortsatz des abgeglittenen Wirbels ausgelöst. Behandlung: 2 Kortisoninfiltrationen der schmerzhaften Stelle → Beschwerdefreiheit.

3 Jahre später erneute Konsultation. Sei bis vor 1 Woche gut gegangen, seither jedoch wiederum dieselben Schmer-

zen an derselben Stelle. Untersuchung und Röntgenkontrolle ergeben praktisch gleiche Befunde wie seinerzeit. Nochmals Kortisoninfiltrationen, jedoch erfolglos! Nun eine Serie Novodynbehandlungen. Nur geringe Besserung. Erst nach Abstützung der Lendenwirbelsäule mit einem Korsett während 3 Monaten wiederum schmerzfrei.

Bereits 1/2 Jahr später Rückfall. Und jetzt nützen alle konservativen, d.h. nicht-operativen Massnahmen nichts. Die Kreuzregion muss mit Knochenspänen verblockt werden. Nun endlich ist der Patient seine Rückcnbeschwerden los.

Also: Dieselbe Veränderung löst wiederholt dieselben Schmerzen aus. Wider Erwarten sind früher erfolgreiche Massnahmen wirkungslos. Bei jedem Schub müssen stärkere Behandlungsmittel eingesetzt werden bis andauernde Schmerzfreiheit erreicht wird.

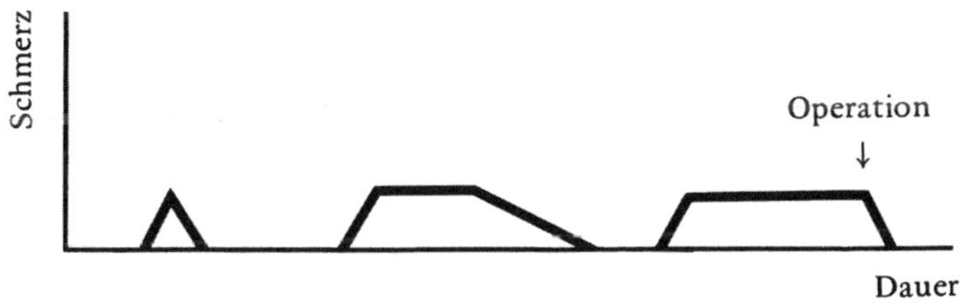

Patient D. versorgte gestern einen Atlas zuunterst im Büchergestell. Dabei plötzlich "Hexenschuss". Kann sich kaum mehr bewegen. Nur ja nicht husten! 1 Woche Bettruhe, Rheumaspritzen, dann 15 Sitzungen physikalischer

Therapie. Im Verlauf von 3 Monaten allmählich wieder schmerzfrei.

Bald darauf Ausgleiten auf Kellertreppe und Sturz 6 Stufen hinunter direkt auf's Gesäss. Erneut heftige Kreuzschmerzen. 2 Tage Bettruhe und 3 mal täglich Rheumatablette X → schmerzfrei.

Also: geringe Ursache, hartnäckige Schmerzen, erst nach langwieriger Behandlung wieder i.O. Erheblicher Unfall, erneute Attacke, in kurzer Zeit und mit einfachen Massnahmen Schmerz abgeklungen.

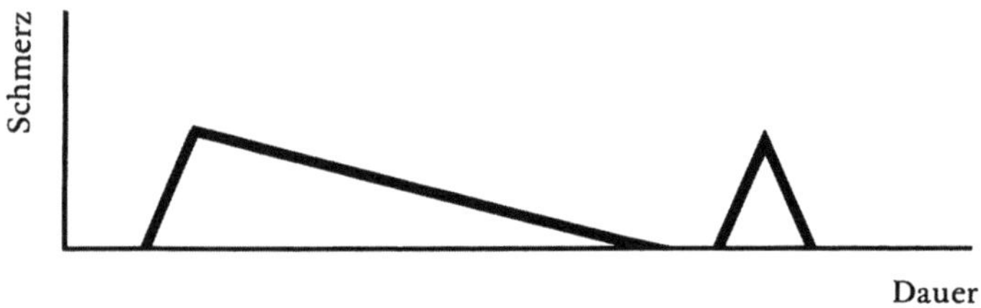

Es gibt also auch angenehme Überraschungen!

Und die **MORAL** dieser Kranken-**GESCHICHTEN**:

Seien Sie als Bandscheibengeschädigter

erfreut, wenn die Behandlung rasch wirkt, aber

nicht verzweifelt, falls der Erfolg nicht wie erhofft sofort eintrifft.

Zudem: wie in andern medizinischen Bereichen wirken bei gleichen Situationen gleiche Behandlungsarten oft unterschiedlich. Nicht jeder Patient spricht auf dieselbe Massnahme in derselben Weise an. Im Einzelfall muss gelegentlich erst getestet werden, welche Methode die betreffende Veränderung am besten beeinflusst.

Und noch eines: wie schon vorher kann auch **während der Behandlung** die Schmerzintensität wechseln, ein auf und ab. Auch die Besserung verläuft oft wellenartig. Wellen allerdings, welche allmählich ausklingen. Falls Sie einen Tag fast nichts verspüren, jubeln Sie noch nicht. Falls ein Tag wieder stärkere Schmerzen bringt, glauben Sie nicht, alles sei vergeblich gewesen.

Himmelhochjauchzend – zu Tode betrübt
ist keine passende Gefühlsamplitude im Verlauf von Bandscheibenleiden.

Grundsätzliches:

Im akuten Stadium, bei starken Schmerzen

vergessen Sie Ratschläge wie aufrecht sitzen, hart und flach liegen,

nehmen Sie diejenige Haltung ein, bei welcher es Ihnen am wohlsten ist – sei es krumm, schräg, verdreht, vorgeneigt, auf- oder abgestützt auf Stuhllehne oder Tisch,

die üblichen Regeln gelten im Moment nicht.

Viel Liegen entlastet die Bandscheibe; stehen Sie jedoch zwischendurch auf und bewegen Sie sich etwas. Vorsichtig aber und langsam.

Meiden Sie Extrembewegungen und alle Tätigkeit, welche die Schmerzen verstärken: Schmerz ist ein Alarmzeichen Ihres Körpers: dies war zuviel!

Jetzt nicht auf die Zähne beissen und zwängen. Forcierte Übungen würden den Reizzustand nur verstärken.

Gedulden Sie sich. Rückengymnastik kommt schon noch, aber erst später, auf Seite 124!

MEDIKAMENTE

RHEUMAMITTEL = ANTIRHEUMATIKA

Ihrer sind Legion.

Vom Senfpflaster über Murmeltierfett bis zum Diphenyldioxo-n-butyl-pyrazolidin. Bewährte Hausmittel und pharmazeutische Spitzenprodukte – im richtigen Moment und an der richtigen Stelle eingesetzt – sie haben alle ihre Daseinsberechtigung.

Als Tabletten,
Dragées,
Kapseln,
Injektionen,
Salben
oder Gels.

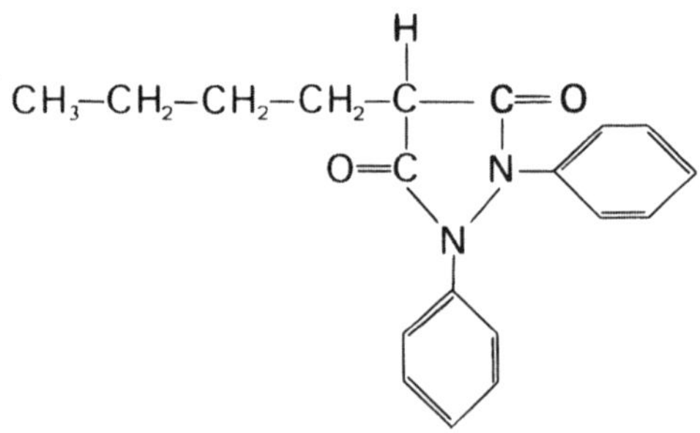

AUS DER SPRECHSTUNDE:

Patient Aber bitte, Herr Doktor,
warum verschreiben Sie mir eigentlich
Rheumamedikamente,
wenn ich doch an einer
Bandscheibenerkrankung
leide!?

Dr. X. Ausgezeichnet! Ihre Frage ist durchaus berechtigt, scheint doch die Verordnung auf den ersten Blick hin unlogisch. Zudem werfen Sie damit ein Problem auf, welches für den Laien oft sehr verwirrend ist und einen "wunden Punkt" in der Abgrenzung der medizinischen Fachgebiete berührt.

Doch zur Sache:

Das Wort "**RHEUMA**" ist dem Griechischen entnommen und bedeutet das "Fliessende", "Wechselnde", "Veränderliche". In der Heilkunde gilt es – sensu strictoris, also im engeren Sinne aufgefasst – für eine fieberhafte Erkrankung, welche sich u.a. durch **Gelenk- und Muskelentzündungen** äussert. Und zwar am ganzen Körper, örtlich verschieden, zeitlich gestaffelt, nacheinander. Eben fliessend, wechselnd, bald hier, bald da, bald heftig, bald nur gering. Der Begriff wurde später zu einem "medizinischen Modewort" verallgemeinert, zu einem

Sammeltopf

für alle möglichen, ursächlich unterschiedlichsten Krankheiten des Bewegungsapparates: von der entzündlichen

Gliedersucht (Arthritis) über Verschleisserscheinungen nach Gelenkverletzungen und Altersabnützung (Arthrose) bis zu statischen Schmerzen bei Fehlstellungen der Gliedmassen oder der Wirbelsäule.

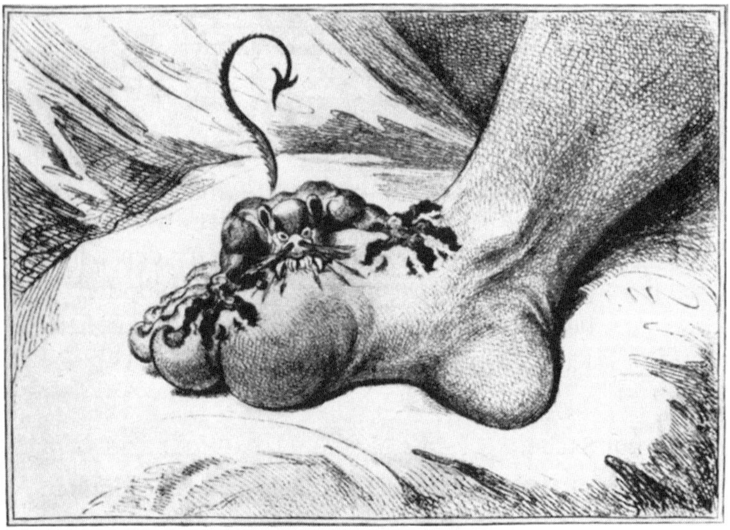

Alles ist nun "rheumatisch"! Und so kommt es, dass sich Ärzte verschiedenster Fachgebiete mit dem Problem "Rheuma" befassen: Internisten, Chirurgen, Orthopäden, Neurologen und – natürlich – Rheumatologen.

Bei aller **Vielfalt**

der so in erweitertem Sinne verstandenen "rheumatischen" Krankheiten – zu denen nun also auch Ihr Bandscheibenleiden "gehört" – haben sie doch auch

Gemeinsames.

Bei all diesen Leiden spielen besonders

Entzündungen des Bindegewebes

(wie Gelenkkapsel, Knochenhaut, Knorpel, Bänder) sowie auch der Gelenkschleimhäute und Muskeln eine Rolle.

Auf solche Entzündungen nun wirken bestimmte Arzneimittelgruppen, eben die

Antirheumatika

beruhigend, dämpfend, hemmend, schmerzlindernd und werden deshalb auch bei Bandscheibenerkrankungen verordnet. Das Gesamtproblem ist damit nicht gelöst, aber immerhin: die entzündliche Komponente, ein besonders in akuten Stadien gewichtiger Teilfaktor, wird beeinflusst.

Habe ich mich verständlich ausgedrückt?

Patient Ja, ich glaube wohl. Der Grund Ihrer Verordnung ist mir nun klar. Aber – entschuldigen Sie einen weiteren Vorbehalt – ich bin eigentlich ganz allgemein gegen Medikamente. Besonders habe ich von diesen "Antirheumatika" gehört, dass sie *schädliche Nebenwirkungen* auslösen, speziell für den Magen. Ich möchte mich nicht mit Chemikalien vergiften.

Dr. X.: Sie haben durchaus recht. Medikamente soll man nicht wahllos und unnötigerweise schlucken.

Die hochwirksamen Rheumamittel haben alle gewisse Nebenerscheinungen, wenn auch nur in einem kleinen Prozentsatz. **Magenunverträglichkeit** und **Hautausschläge** stehen im Vordergrund. Falls der Patient ein Magengeschwür hat oder hatte dürfen sie nicht verordnet werden. Sie könnten ein solches aktivieren – und wir wollen ja nicht den Teufel mit dem Belzebub austreiben! Allerdings, es muss wirklich ein Geschwür vorliegen, bloss gelegentliche Magenbeschwerden oder -empfindlichkeiten verbieten die Anwendung noch nicht. Diese Feststellung ist wichtig. Allzuoft wird angenommen, Rheumamittel würden Geschwüre direkt auslösen, verursachen.

Zudem: sie wirken bei Bandscheibenleiden sowieso **nur während akuter Reiz- und Entzündungsphasen** und werden prinzipiell **nicht über längere Zeit hin** verordnet.

Übrigens: Ärgern Sie sich nicht, wenn Sie die komplizierten Namen nicht flüssig und stotterfrei artikulieren können. Die chemische Industrie hatte auch schon ihre Mühe damit. Wenigstens die Wortendungen sind erfreulich!

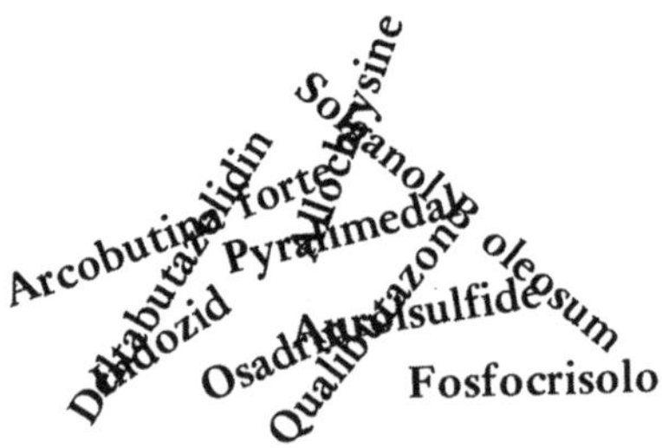

– in weckt Assoziationen zu Medizin
– on soll schon tonmässig beruhigend wirken
– zid bedeutet Tod, klingt giftig – für die Schmerzen.

Wie wirksam sind nun diese "Antirheumatika"? Kaum derart, wie Statistiken in Werbeprospekten darzustellen versuchen:

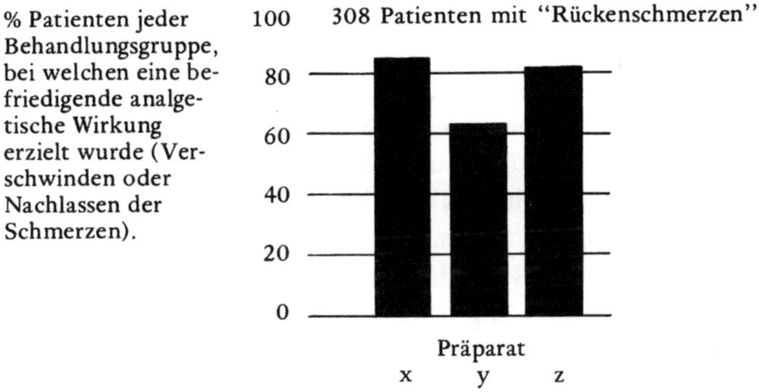

So einfach ist "Heilung" nun doch nicht zu erzielen. Als "flankierende Massnahme": ja. Als Super-Star gegen alle Rückenleiden: nein.

KORTISONINFILTRATIONEN "LOCO DOLENTI"

sind Einspritzungen eines stark reizhemmenden Kortisonpräparates "am Ort der Schmerzen". Am häufigsten angewandt bei umschriebenen, oberflächlich gelegenen, besonders starken Schmerzpunkten wie reaktiven Knochenhautentzündungen oder lokaler Muskelverkrampfung. Spezielle "Reizzentren" können so ausgeschaltet werden; im Rahmen der Gesamtbehandlung schon ein wichtiger Schritt.

Beim Stichwort "Kortison" weiten sich nicht selten erschreckt die Pupillen des Patienten: ja, aber werden damit nicht schwere **Stoffwechselstörungen** ausgelöst?? Ich habe schon öfters gehört ...

Antwort:
Bitte, verwechseln Sie nicht allgemeine und über längere Zeit hin täglich verordnete Kortisongaben mit 1-2-3 Infiltrationen "loco dolenti" in wöchentlichen Abständen! Hier ist die Gesamtdosis sehr klein, homöopathisch sozusagen, und zudem kommt davon nur ein geringer Teil überhaupt in die Blutbahn. Keine Angst also, diese Infiltrationen sind völlig harmlos.

Zur technischen Orientierung

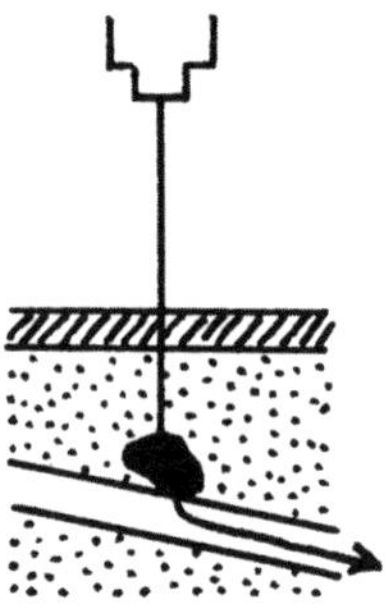

Injektion

Das im Unterhautfettgewebe oder im Muskel deponierte Medikament wird von den Blutgefässen aufgenommen, verteilt sich im ganzen Körper und übt an den ihm entsprechenden Geweben oder Organen seine Wirkung aus.

Infiltration

Um den schmerzhaften Bereich herum werden nach dem Einstechen durch wiederholtes leichtes Zurückziehen und erneutes tiefer führen der Nadel in anderer Richtung mehrere kleine Medikamentendepots gesetzt. Diese bleiben "sur place" und wirken auf die daselbst vorhandene Entzündung ein.

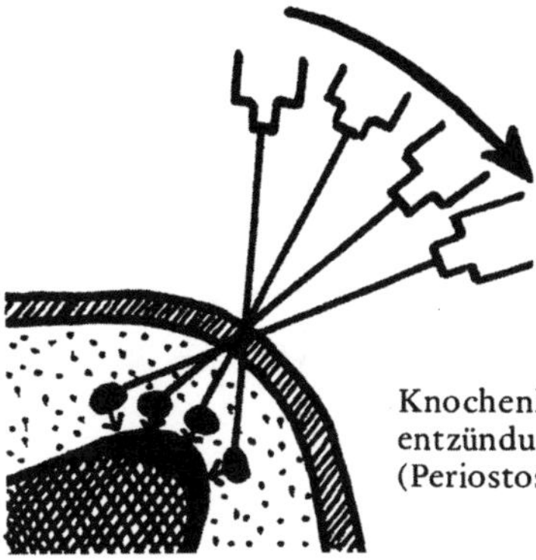

Knochenhaut-
entzündung
(Periostose)

Ist weniger schmerzhaft, als Sie befürchten! Es wird wohl auch am Rücken infiltriert, aber nur **oberflächlich, nicht** in's **Rückenmark** hinein!

VITAMINE B1, B6, B12

Als Tabletten, konzentrierter noch: als Injektionen. Wirksam sind sie bei neuralgischen Ausstrahlungen durch Nervenwurzelreizung in Armen und Beinen.

Ein japanisches Mittel enthält dieselben Substanzen. Es wird manchmal als wirkungsvoller empfunden, da es – eben – aus Japan kommt: mystischer Effekt bei Fernostgläubigen?

PHYSIKALISCHE THERAPIE

sind Heilmittel, welche
– nicht künstlich in der Retorte hergestellt werden,
– sondern auch ohne menschliches Dazutun – sozusagen

"frei in der Natur" vorkommen können, nämlich:

Anorganische und organische Substanzen

wie	Meersalz	als	Wickel
	Schwefel		Bäder
	Teer		Umschläge
	Fango		Kompressen
	Kamille		
	Chäslichrut		

Temperatureinwirkungen

wie	Wärme	meist kombiniert mit den
	Kälte	oben erwähnten Substanzen
(und gut eidgenössisch als Kompromiss)		
	lauwarm	

Mechanische Kräfte

wie	Zug	als	Massage
	Druck		Streckung = Extension
	Dehnung		Chiropraktik
	Drehung		manuelle Therapie

Wellen verschiedenster Art
(unter dem Begriff "Elektrotherapie" zusammengefasst)

von	ultrakurz bis kurz	als	UKW
	lang bis länglich		Ultraschall
	infra bis ultra		Novodyn
	violett bis rot		Radar
			Rotlicht

Röntgenstrahlen als Röntgentherapie

Sie sehen:
eine ganze **PALETTE VON MÖGLICHKEITEN.**

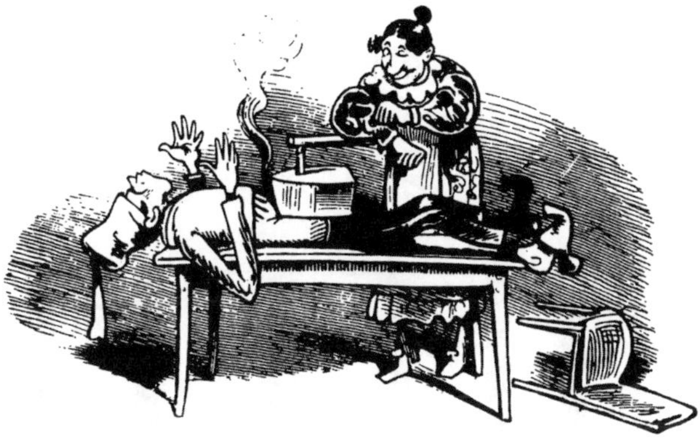

Ihr Arzt wird sie je nach Situation gezielt einzusetzen wissen. Sie wirken alle

reizmildernd

krampflösend

entzündungshemmend

schmerzlindernd.

Übrigens: lassen Sie sich nicht durch sprachliche Ungereimtheiten verwirren: wenn Sie zur "physikalischen Therapie", zur "physikalischen Behandlung" oder – vornehmer – "Applikation" gehen, dann gehen Sie zu einer "**Sitzung**" obschon Sie dabei allermeist **liegen**!

Einige allgemeine Regeln zur Frage: Wie oft? Wie lange? Wie häufig?

Nach 4–5–6 Sitzungen sollte eine gewisse Dauerbesserung eingetreten sein. In Ausnahmen kann es etwas

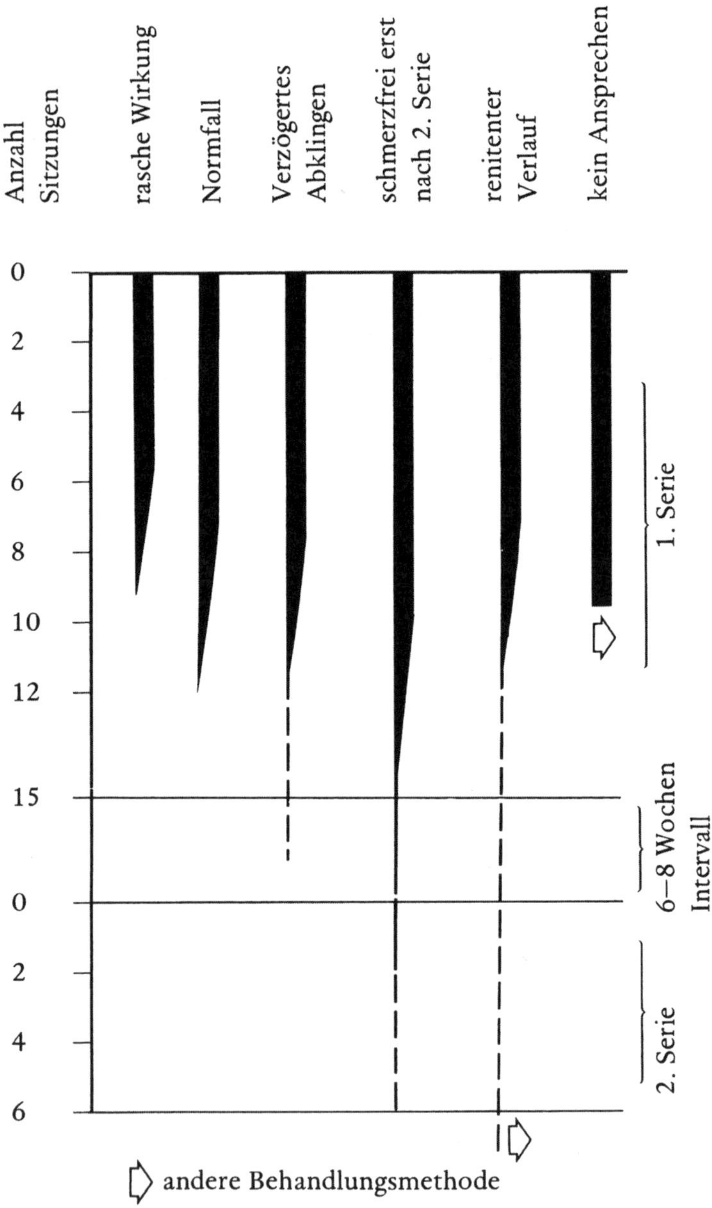

Anzahl Sitzungen
rasche Wirkung
Normfall
Verzögertes Abklingen
schmerzfrei erst nach 2. Serie
renitenter Verlauf
kein Ansprechen
0
2
4
6
8
10
12
15
0
2
4
6
1. Serie
6–8 Wochen Intervall
2. Serie
andere Behandlungsmethode

länger dauern, der "therapeutische Knopf" etwas später aufgehen. Falls jedoch nach 9–10 Malen keine oder nur ganz geringe Fortschritte zu verzeichnen sind, dann hat es keinen Sinn, weiterzufahren. Ihr Bandscheibenleiden spricht dann eben nicht auf die betreffende Methode an – die Behandlung muss gewechselt werden.

Bei günstiger Wirkung beträgt die übliche Serie 10–12 Sitzungen, gelegentlich 15. Sollten gewisse Restbeschwerden bestehen bleiben, können diese in den folgenden 2–3 Wochen noch von selbst abklingen. Vielleicht jedoch werden nach 6–8 Wochen nochmals einige Sitzungen notwendig. Falls auch damit das Ziel "Beschwerdefreiheit" nicht erreicht ist: ebenfalls Behandlungswechsel.

Wie häufig pro Woche? Üblicherweise 3mal, in akuten Situationen anfangs sogar täglich. Im Minimum 2mal. Nur 1mal wöchentlich hat keinen Sinn – denken Sie an die Käpslipistole.

Jetzt noch einige

INFORMATIONEN

über physikalische Methoden, welche öfters als besonders "eingreifend", ja gelegentlich sogar als "gefährlich" gefürchtet werden. **Orientierungen**, auf welche Sie als moderner, aufgeklärter Mensch ein legitimes Recht besitzen. Steht es Ihnen doch zu, zu wissen, was mit oder in Ihrem Körper geschieht. Die Zeiten autoritativ-geheimnisumrankter Medizinmänner sind vorbei.

Anderseits: epische Erläuterungen, zu deren Verständnis

doch gewisse Grundlagen fehlen, sind auch nicht von Gutem. Wie oft sind dadurch nur verunsichernde Missverständnisse entstanden!

Und vergessen Sie nicht:
die ärztliche Konsultation ist eine Begegnung zwischen **Vertrauen** und **Verantwortung.**

Doch nun die Informationen. Mögen Sie – besonders bei ängstlicheren Patienten – auch seelisch entkrampfend wirken. Damit ist bereits schon ein Beitrag zum therapeutischen Erfolg gegeben.

Elektrotherapie

Nur die Ruhe!

Sie werden **nicht** an einer defekten Stromleitung "elektrisiert". Sie müssen **nicht** befürchten, im "Elektroschock" zu wilden Arm- und Beinverrenkungen gezwungen zu werden. Ja **nicht** einmal an die Zimmerdecke werden Sie beim Stromeinschalten hinaufkatapultiert!

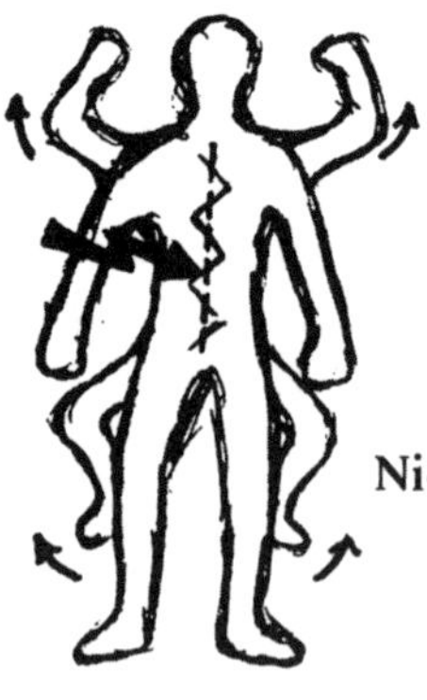

Nicht so, sondern so:

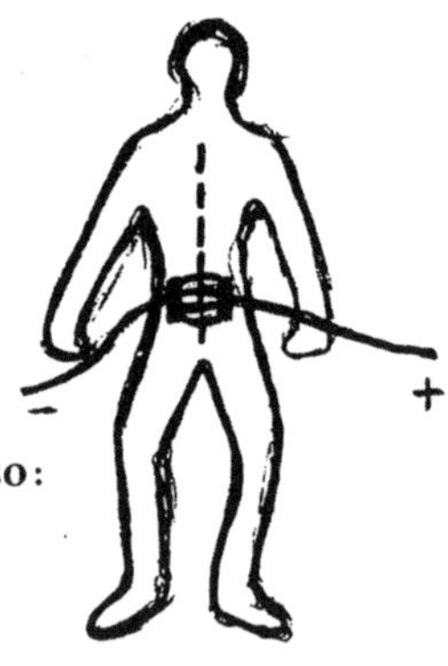

Nein; einschleichend, allmählich steigernd nur durchflutet der Strom das gereizte Gewebe, wirkt wohltuend, lindernd, wärmend oder massierend. Je nach der individuellen Verträglichkeit wird die überwachende Physiotherapeutin den Apparat reglieren. Seien Sie dabei nicht schüchtern; melden Sie ihr Ihre Gefühle: die Einwirkung soll deutlich, jedoch nicht unangenehm sein. Die eigentliche Schmerzschwelle soll nicht überschritten werden.

Streckungen - Extensionen

Dr. X.: Zittern Sie nicht! Reissen Sie sich zusammen! Ich schicke Sie **nicht** in eine

Folterkammer

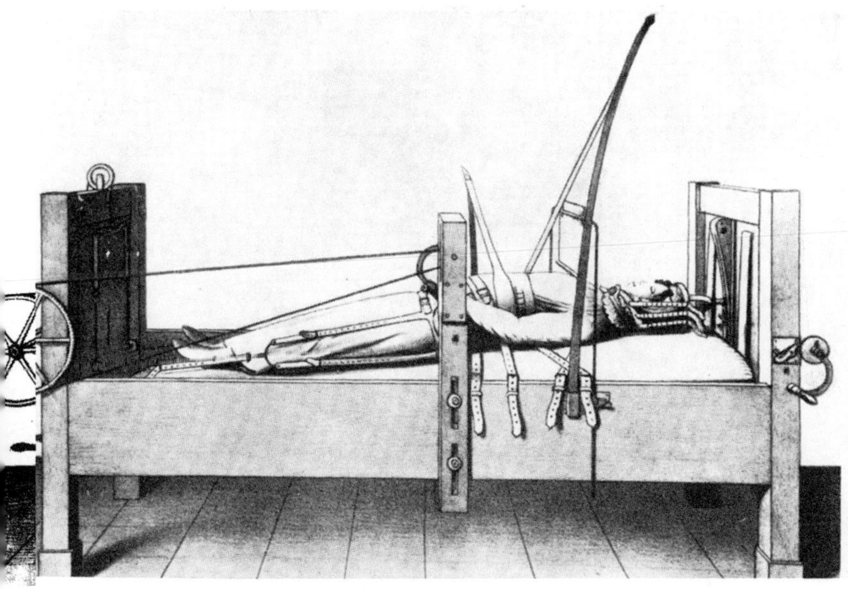

Das war einmal!

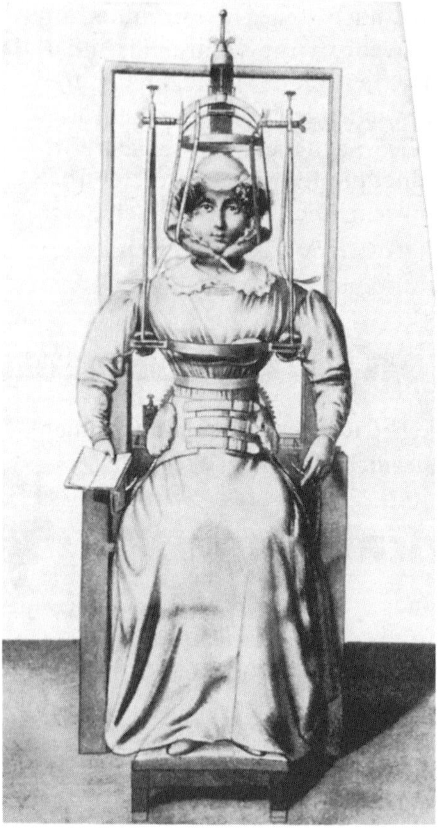

Heute sind wir humaner!

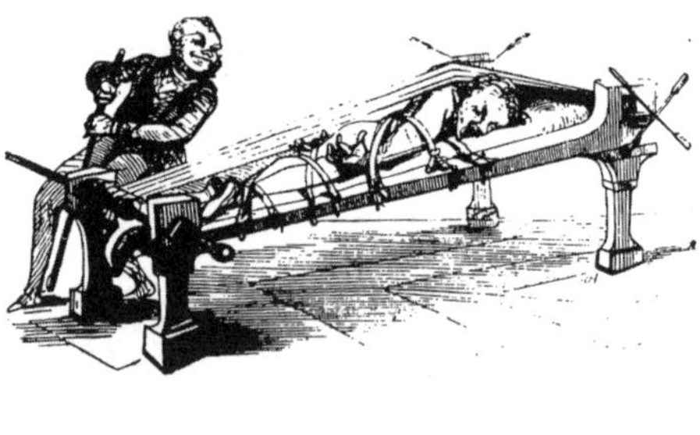

– und auch keine Sadisten!

Wann werden

Streckungen

verordnet?

Falls erweichte Bandscheibenteile über das Niveau der Wirbelkörper austreten und auf eine Nervenwurzel drücken.

Sie kennen sicher den Begriff des "Leistenbruches" oder der "Leistenhernie": dabei dringen Bauchorgane über ihre natürliche Grenze, die Bauchdecke, vor. Von aussen sieht man das Vorgedrungene als "Schwellung" oder "Geschwulst". Das ausgetretene oder vorgefallene Bandscheibenmaterial wird nun in Analogie ebenfalls als Hernie bezeichnet und – Sie erinnern sich selbstverständlich an die anatomischen Instruktionen auf Seite 11 – da Bandscheibe auch Diskus heisst, sprechen wir von **Diskushernie**. Sie können aber auch – vielleicht etwas weniger distinguiert – ruhig **Bandscheibenvorfall** sagen. Es bedeutet dasselbe, auf gut deutsch.

Am häufigsten kommen solche Vorfälle an der unteren Lendenwirbelsäule vor und drücken auf Wurzeln des in das Bein hinunter verlaufenden Ischiasnerven, wodurch – Sie haben es ja längst erraten – die **Ischias** oder die **Ischialgie** entsteht.

Etwas seltener werden auf analoge Weise Nervenwurzeln an der Halswirbelsäule komprimiert, was ausstrahlende Schmerzen in die Arme – im ärztlichen Jargon **Brachialgie** genannt – verursacht.

Wie wird gestreckt?

An der Lendenwirbelsäule durch **Gurtenzug**

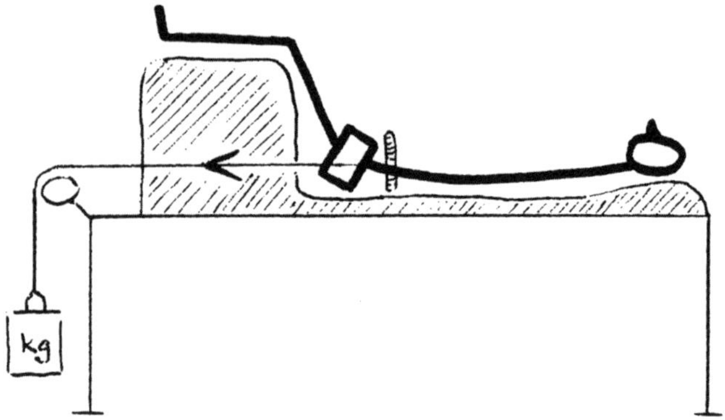

oder **Hochziehen der Beine**

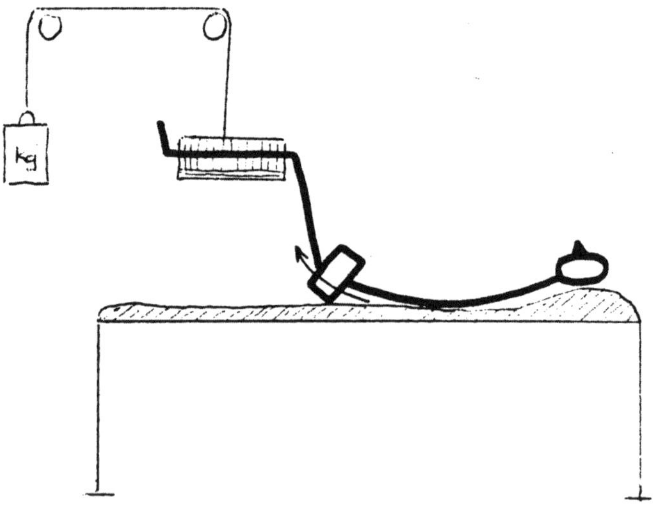

An der Halswirbelsäule mit der **Glissonschlinge**

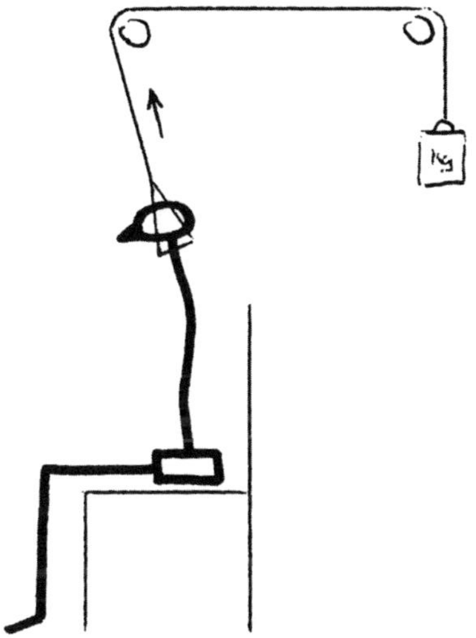

Was geschieht dabei?

Durch Aufklappen der Wirbel wird der hintere Bandscheibenraum erweitert und damit das vorgefallene Material sozusagen wieder "zurückgezogen", "eingesogen". Damit nimmt der Druck auf die Nervenwurzeln ab.

Falls der Vorfall nicht extrem weich ist, tritt er nach der Extension **nicht mehr im gleichen Ausmass** vor. Durch wiederholte Streckungen wird so der Nerv schrittweise entlastet, **dekomprimiert**.

Gelingt dies nicht – dann lesen Sie auf Seite 95 weiter.

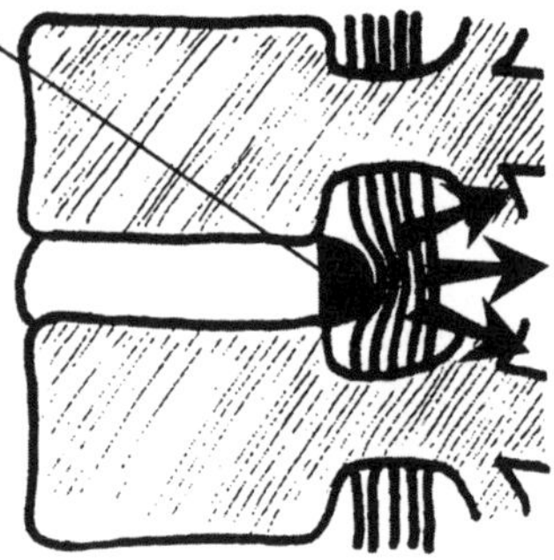

Wirkung
der Extension:

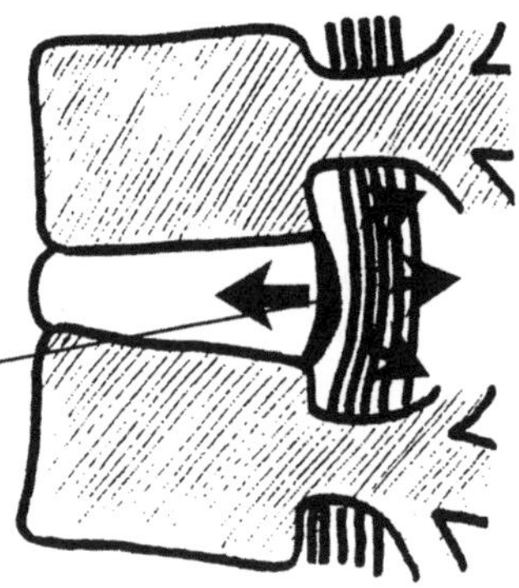

ANWEISUNGEN

an den Physiotherapeuten:

– Extension täglich oder alle 2 Tage.

– 15–20 Minuten strecken, 5 Minuten Pause, wieder 15–20 Minuten strecken.

– Gewichte steigernd (um je 2 kg) von 6 bis maximal 24 kg.

– während der Extension Beine hochlagern.

– nach der Extension Patient noch 10 Minuten liegen lassen.

an den Patienten:

Schlaffheit, Schlappheit, Sich-gehen-lassen sind unsympathische Verhaltensweisen.

Aber: hier dürfen, ja sollen Sie mal!

– Ruhen Sie aus!

– Entspannen Sie sich!

– Hängen Sie schlaff!

– Denken Sie wenig!

denn: jede Spannung, Verkrampfung macht einen Teil der Extensionswirkung wieder zu nichte.

Sollte bei höheren Gewichten ein wirklich unangenehmes Ziehen im Rücken auftreten,

melden Sie es dem Physiotherapeuten!!

Nicht alle Patienten vertragen gleich starken Zug. Individuell muss dieser dosiert und je nachdem verringert werden.

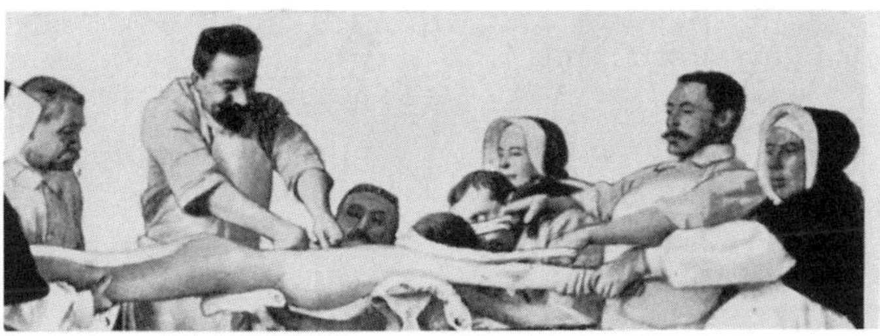

Chiropraktik

Werfen Sie Ihre Bedenken "über Bord"!

Sie werden weder

zerdrückt

verrenkt

zermalmt

verbogen

gerädert

noch **gevierteilt**!

Die Chiropraktik gehört in den Rahmen der physikalischen Therapiemöglichkeiten. Eine Sonderstellung nimmt sie insofern ein, als dass der Chiropraktor selbständig arbeitet, also nicht auf "Anordnung des Arztes". Diese Selbständigkeit der Berufsausübung wurde in der Schweiz 1964 durch eine Volksabstimmung erwirkt, legalisiert.

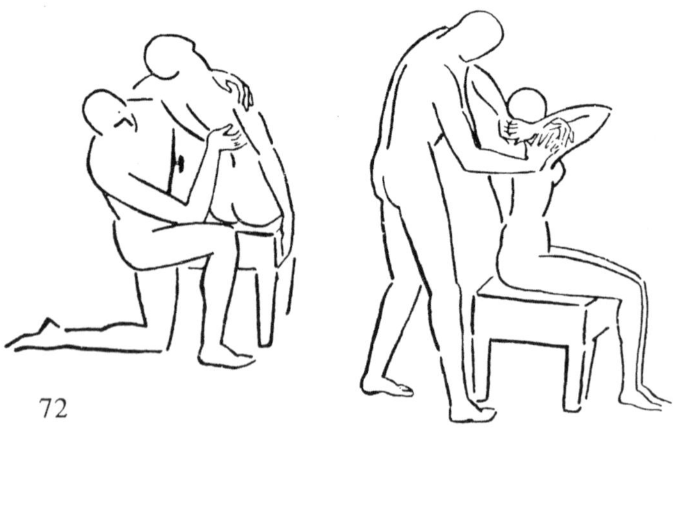

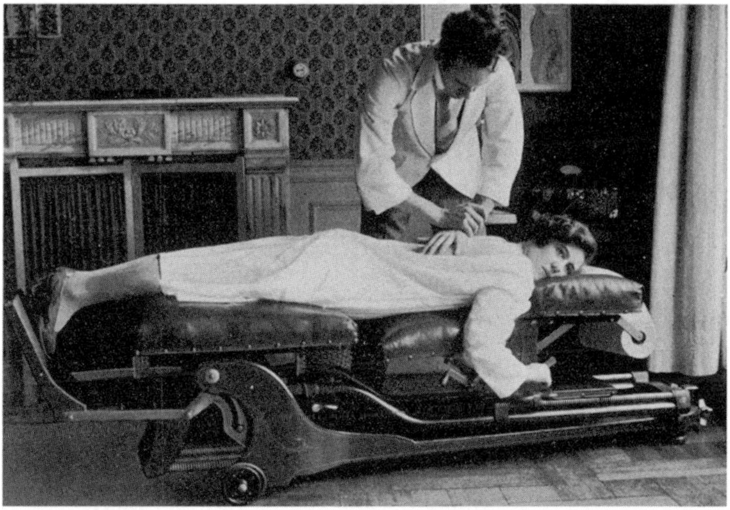

Es gilt dabei, durch gezielte, meist ruckartige Bewegungen, Griffe, Druckeinwirkungen auf einzelne Bewegungssegmente diese zu mobilisieren, deblockieren, justieren, entklemmen, was allmählich – manchmal sogar schlagartig – zu Beschwerdefreiheit führen kann.

Die in den 30er Jahren von Nichtmedizinern aus den USA importierte Methode stiess vorerst auf Ablehnung der Ärzteschaft. Unterschiedliches Verständnis von Begriffen sowie der Anspruch der Chiropraktoren, praktisch alle Krankheiten beeinflussen zu können, spielten dabei massgebliche Rollen. Die Auseinandersetzung ist heute glücklicherweise weitgehend beigelegt.

Der **Arzt** anerkennt die praktische Wirksamkeit der Methode bei bestimmten Bandscheibenveränderungen und deren Folgen, wenn er auch gegenüber manchen theoretischen Grundlagen und Ansichten skeptisch bleibt. Es gibt Ärzte, welche sich besonders mit diesen Problemen befassen und in modifizierter Art selbst solche Manipulationen vornehmen, in den Behandlungsplan einbauen.

In Deutschland wird dieses Vorgehen als Chiropraxie oder Chirotherapie, in der Schweiz als "manuelle Therapie" (da "von Hand" ausgeführt) bezeichnet.

Auch die medizinische Forschung hat sich u.a. infolge der Existenz der Chiropraktik vermehrt mit dem früheren Stiefkind "Wirbelsäule" beschäftigt.

Der **Chiropraktor** seinerseits wertet seine Methode nicht mehr als "Allerweltsheilmittel". Fachlich besser geschult als viele der ersten Pioniere beschränkt er sich auf gewisse Rückenleiden. Er wendet zudem – in Anerkennung auch deren Wirksamkeit – nun ebenfalls klassische, "schulmedizinische" physikalische Massnahmen an wie Streckungen, Massagen, Elektrobehandlung.

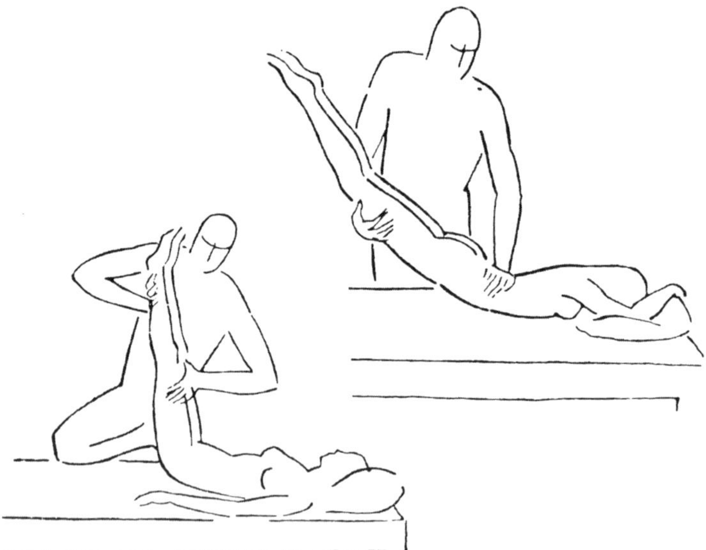

Sie sehen, heute also: gegenseitige Anerkennung, anstelle von

KONFRONTATION → ERGÄNZUNG.

N.B.: Die offizielle Anerkennung als Heilmethode war für die Chiropraktik in gewissem Sinne auch ein Danaer-Geschenk, verlor sie damit doch für viele den Reiz des Paramedizinischen, des Halbverbotenen, "nur Tolerierten", von der Schulmedizin Abgelehnten, ja Verpönten.

Ein Trost für Mystiker: es gibt ja jetzt die Akupunktur!

Röntgenbestrahlungen

Ja, **es sind** radioaktive Strahlen!
Und trotzdem: Sie werden nicht zur Atombombe aufgeladen. Ihr Rückenmark wird nicht vampirartig ausgesogen.
Dosis, Verträglichkeitsgrenzen, Strahlentoleranz – sie sind aufgrund eines grossen Erfahrungsgutes heute bekannt. Und empfindliche Organe werden sowieso durch Bleifolien abgeschirmt.

Nebenwirkungen?

Selten **Hautreizungen.** Dann muss eben die Behandlung abgebrochen werden. Sie klingen rasch wieder ab; ein Hautkrebs kann dabei sicher nicht entstehen.

Gelegentlich Unwohlsein, leichte Übelkeit, Unlust, – gleich dem Gefühl "du lendemain", als hätten Sie die

Nacht durchzecht. "**Röntgenkater**" heisst es deshalb auch. Falls dieser nicht wie üblich in einigen Tagen überwunden: ebenfalls Abbruch der Strahlentherapie.

Besonderheit:

Der Erfolg lässt sich im Gegensatz zu den anderen physikalischen Methoden erst gegen Ende der Behandlungsserie, ja oft erst drei bis vier Wochen später beurteilen. Also etwas Geduld – nicht gleich depressiv werden, wenn die Wirkung vorerst auf sich warten lässt.

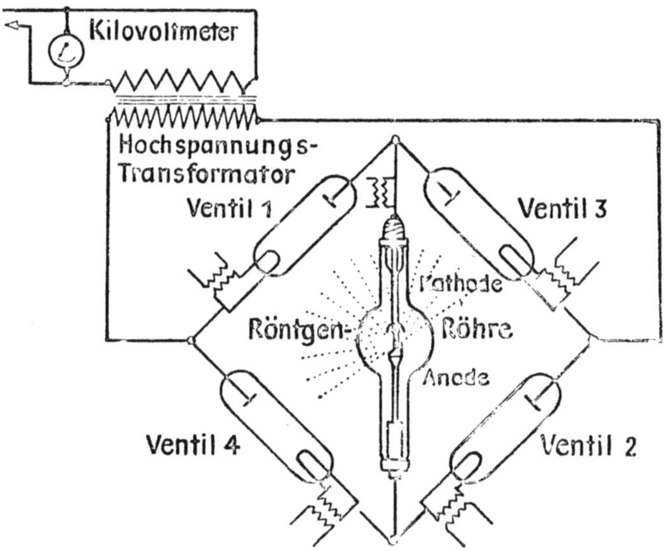

BADEKUREN

WANN? WO? WIE OFT? WIE LANGE?

Falls trotz vielfältiger medikamentöser und physikalischer Behandlungen Restbeschwerden verbleiben und falls für chirurgisches Vorgehen die Situation nicht geeignet ist, kann durch eine

Badekur

häufig sehr viel erreicht werden.

Zeit und Geld, das Sie hierfür opfern, sollten maximal ausgenützt werden: plätschern Sie nicht nur im Thermalwasser herum. Lassen Sie sich

zusätzliche physikalische Applikationen

wie Duschen, Kohlensäurebäder, Unterwassermassagen, Fango verordnen.

Welche? Ihr Badearzt ist hierfür zuständig.

Ausser diesen medizinischen spielen für den Kurerfolg noch andere Faktoren eine wesentliche Rolle: Ruhe, Wegsein vom Geschäft oder Haushalt, keine hektische Ferienreise, Entspannung, Erholung.

Die **Jahreszeit** ist wenig wichtig. Nur aus Tradition und urlaubshalber wurden und werden Badekuren meist auf die Sommer- oder Wintermonate verlegt. Seien Sie

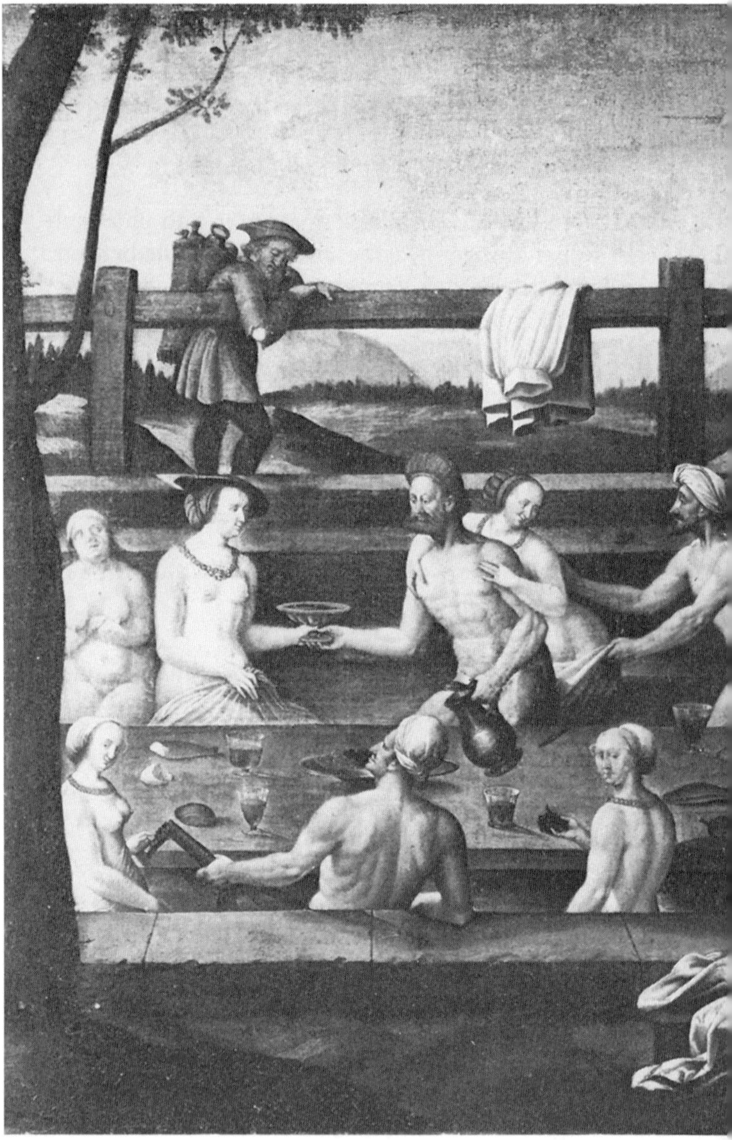

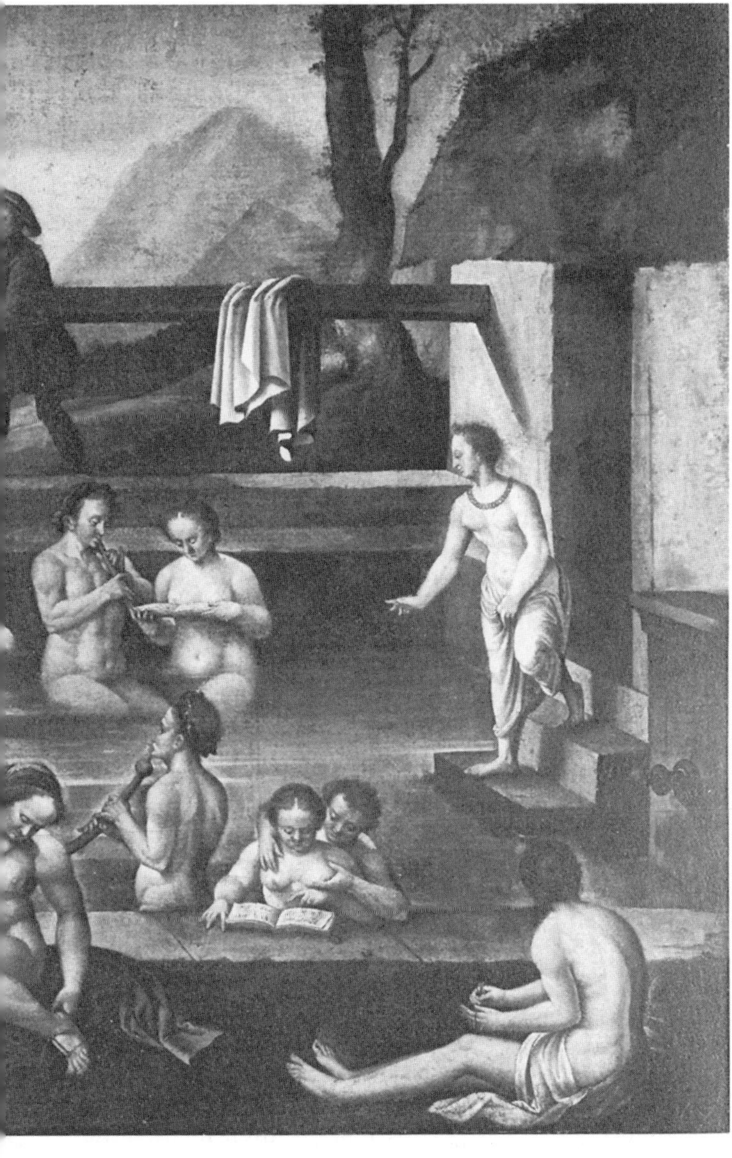

beruhigt – Erfolg und Wirkung auf Ihre Bandscheiben sind auch in der regnerischen und nebligen "Zwischensaison" dieselben. Die "Ferienstimmung" kann höchstenfalls getrübt sein; der medizinische Effekt ist derselbe.

Und nun, **in welchen Badeort** sollen Sie gehen?
Als sich vor über 20 Jahren die "Balneologie" – Erforschung und Wissenschaft der Badekuren – zur medizinischen Subspezialität konstituierte, galt es der

Frage: welche
- Mineralien
- radioaktiven Stoffe
- Zusammensetzung / Verhältnis / Konzentration der Wirksubstanzen
- Temperatur
- Höhenlage über Meer
- Sonnenscheindauer pro Jahr
- Feuchtigkeitsgehalt der Luft
- Luftströmungen (ausser natürlich: der Föhn!)
- – und was der Dinge mehr sind –

wirken auf diese und jene Erkrankungen am besten ein?

Absicht: gezielter Einsatz also:

für das und das Leiden müssen Sie dort und dort hingehen!

Peine perdue! Auch nur einigermassen sichere Kriterien konnten nicht gefunden werden. Gehen Sie also ruhig dorthin, wo es Ihnen am besten passt! Nur bei Herzbeschwerden oder in fortgeschrittenen Jahren meiden Sie hoch gelegene Kurorte.

Wie lange?

Jedenfalls drei Wochen.

Nur für 10 Tage im Autocar nach MN fahren hat keinen Sinn. Zu kurz, zu unruhig, zu hektisch. Gilt mit Recht nur als Pseudokur – wird demzufolge auch nicht "offiziell" anerkannt und damit:
von Krankenkasse oder Versicherung nicht berappt.

Nachkur?

Ja.

Nach Abschluss der eigentlichen Kur sollten Sie nicht unmittelbar in den Trubel des Alltags eintauchen. Es hat Sie etwas hergenommen, jedenfalls bei richtiger und intensiver Durchführung. Jetzt aber noch einige Tage der Ruhe bis zur Wiederaufnahme der vollen Arbeitslast. Ob in Hotel, Pension, bei Verwandten, Freunden oder auch daheim – es spielt keine so grosse Rolle. Mit einer gewichtigen Ausnahme:

für weibliche Wesen keinesfalls zuhause!

Sie wissen ja, nur wir Männer können uns am häuslichen Herd erholen. Bei Fernseh, Zeitung, Kriminal- oder Liebesroman. Aber Hausfrauen: Niemals! Lange Erfahrung zeigt: wieviel "Unerledigtes", "Aufgeschobenes" liegt doch herum – und dies noch in *greifbarer* Nähe! Die Versuchung, es nun endlich einmal "in Ordnung zu bringen" ist allzugross – oder etwa nicht??

Und noch eines zu diesem Thema:
Badekuren können auch ein

heisses Eisen

sein, an welchem sich die Finger der Beteiligten (Patient, Arzt, Versicherungsbeamte oder Krankenkassenfunktionäre) schon des öftern gebrannt haben!

Dies kann so beginnen:

AUS DER SPRECHSTUNDE

Dr. X.: Wir haben nun während längerer Zeit verschiedene Behandlungen durchgeführt. Es geht wohl wesentlich besser, aber doch noch nicht so, wie wir es wünschen. Was weiter? Eine Operation kommt in Ihrem Falle nicht in Frage. Stützgürtel nützen auf Höhe der Schulterblätter wenig. Also, ich würde nun doch eine Badekur als nötig und angezeigt halten.

Pat. Ich habe auch schon daran gedacht. Es scheint wohl jetzt das Beste zu sein. Könnten Sie mir bitte für die Krankenkasse/Versicherung ein Zeugnis dafür ausstellen?

Dr. X.: Ja, natürlich. Und melden Sie mir dann ungefähr einen Monat nach Abschluss, wie sich die Kur ausgewirkt hat. Es wird mich sehr interessieren, da das weitere Vorgehen vom Erfolg abhängt.

1 Jahr später

Pat. Sie erinnern sich an meinen "Fall"? Die Kur hat *ausserordentlich günstig gewirkt.* Ich habe Ihnen deshalb gar nicht mehr berichtet. Schmerzen treten nur selten und in durchaus erträglichem Masse auf. *Und auch ganz allgemein hat sie mir gut getan.*

Pat. weiter: In X.-Bad wurde mir geraten, zur *"Festigung des Erfolges und um einer Verschlimmerung* vorzubeugen" – wie es so einleuchtend ausgedrückt wurde – die Kur noch mindestens dieses und nächstes Jahr zu *wiederholen.* Darf ich Sie nochmals um ein entsprechendes Zeugnis bitten?

Dr. X.: Der gute Kurerfolg freut mich sehr. Seit fast einem Jahr sind Sie nun praktisch beschwerdefrei. Ich nehme an, Sie haben sich auch seither "wirbelsäulengerecht" verhalten.
Ich frage mich jedoch, ob unter diesen Umständen eine weitere Kur unbedingt notwendig ist.

Pat. Aber in X.-Bad hat man mir doch dazu geraten!

Dr. X.: Ja schon. Aber ich bin nicht so ganz sicher, inwieweit sich solche Kuren "à froid", also dann, wenn gar kein oder nur noch ein geringer Reizzustand da ist, auswirken. Wie lange dauert ihr Vorbeugeeffekt im Vergleich zu andern, einfacheren Massnahmen? Lohnt sich der Aufwand im Verhältnis zum langfristigen

Nutzen für den Verlauf Ihres Rückenleidens? Wir wissen es nicht. Hierüber existiert keine auch nur einigermassen aussagekräftige Statistik. In meiner Praxis habe ich schon oft beides gesehen:
ohne Badekuren *keine* Verschlimmerung und *trotz* wiederholter Kuren Schmerz*rückfälle.*

Dr. X. weiter: Und dann noch eines: wenn die Vorbeugewirkung wirklich so sicher wäre, dann würden die *Kosten* keine Rolle spielen. Aber da dies nicht der Fall ist ...

Bitte lesen Sie; es ist nicht von mir:

Mehr Zurückhaltung bei Badekuren

Es sei gleich vorweg gesagt, dass wir nichts gegen eine Badekur an sich einzuwenden haben. Wo sie medizinisch bedingt ist und womöglich unter ärztlicher Leitung durchgeführt wird, hat sie durchaus ihren Sinn.
Viele Leute erwarten nun aber von ihrer Krankenkasse, dass sie in jedem Fall Kurbeiträge gewährt. Immer häufiger müssen wir Gesuche ablehnen, weil die Kur nicht für die Behandlung des Leidens an sich durchgeführt wird, sondern viel eher zur Festigung der Gesundheit und zur Hebung des Wohlbefindens. Dazu dienen aber in erster Linie Ferien und die werden von den Krankenkassen nicht finanziert!

Betrifft: Badekur

Sehr geehrter Herr [redacted],

Herr Dr.med. [redacted] hat für Sie mit seinem
Bericht vom [redacted] eine Badekur vorgeschlagen.

Gemäss neuer restriktiver Praxis werden Badekuren nur noch in äusserst dringenden Fällen gewährt. In Ihrem Fall besteht zurzeit keine dringende Kurbedürftigkeit, und wir müssen deshalb von einer Bewilligung absehen.

Bei einer akuten Verschlimmerung Ihres gegenwärtigen Zustandes sind wir auf ärztl. Antrag hin bereit, die Kosten für ambulante physikalische Therapie zu übernehmen.

Mit vorzüglicher Hochachtung

Und jetzt bin ich jeweils gespannt, wie auf diese Lektüre reagiert wird. Mit der Zeit konnte ich 3 Verhaltensweisen unterscheiden:

entweder so:
entrüstet

Ich hätte von Ihnen als Arzt mehr Verständnis für meine Gesundheit erwartet! Mir ist sie wichtig! Ich will kein übles Alter haben, Kosten hin oder her. Ich bezahle ja schliesslich horrende Krankenkassenbeiträge. Es scheint ja wirklich, dass Ärzte und Krankenkassen unter einer Decke stecken. Sparsamkeit auf dem "Rücken der Patienten". Ha, guter Vergleich! Eben auf meinem Rücken, auf Kosten meiner Wirbelsäule. Zugunsten Ihrer "unheiligen Allianz"!

Abrupte Verabschiedung, zorniges Telephongespräch mit dem Krankenkassenfunktionär, der vergeblich erklärt – und letztendlich den "schwarzen Peter" wieder dem Arzt zuschiebt: "ja, falls wirklich eine Kur unbedingt notwendig ist, dann sollte eben Herr Dr. X. doch ..."

oder so:
bedauernd

Ja, eigentlich leuchten mir Ihre Argumente schon ein. Aber es hat ausser dem Rücken mir ganz allgemein sehr gut getan. Meine Frau möchte übrigens diesmal auch mitkommen. Nun, wir werden trotzdem gehen, dann eben auf eigene Kosten, erholungshalber.
Auf Wiedersehen, Herr Doktor.

oder so:
schmunzelnd

Unter uns, Herr Doktor, Sie haben schon recht. Aber ich wollte es doch einmal versuchen. Solche Zusatzferien, besonders wenn zur Hälfte durch die Versicherung finanziert, sind ja auch nicht zu verachten. Pech gehabt! Also, auf Wiedersehen.

ABSTÜTZUNGEN

Äussere Fixation – Ruhigstellung

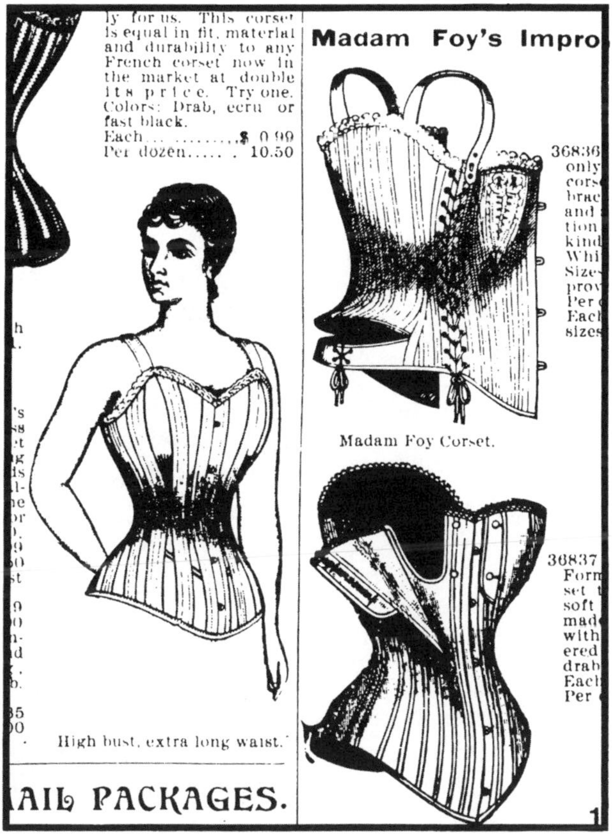

Keine Angst! Dieses Modell wird nicht mehr hergestellt.

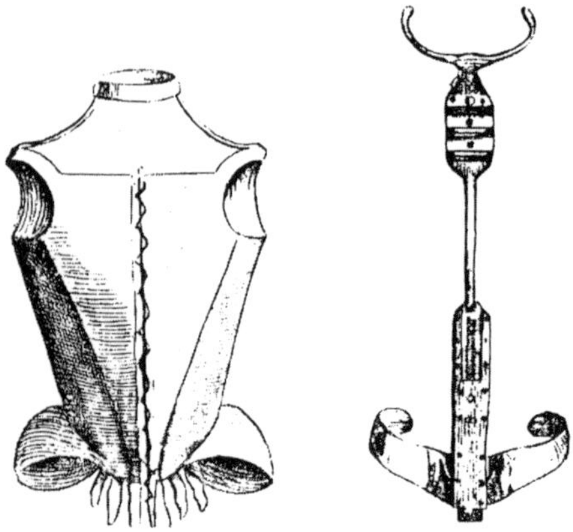

Ebenfalls nicht mehr gebräuchlich.

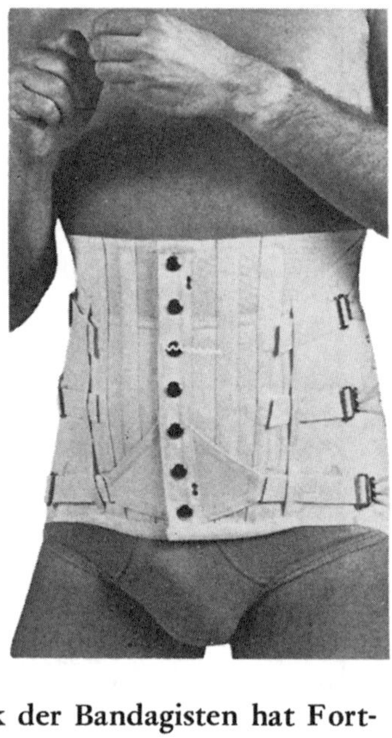

Heute so. Auch die Technik der Bandagisten hat Fortschritte gemacht.

Wann sind sie notwendig?

NUR SELTEN!

und zwar dann, wenn

- medikamentöse und physikalische Behandlungen
  - erschöpft
  - ohne genügende Wirkung
  - aus bestimmten Gründen nicht anwendbar sind,

eine

- Badekur
  - erfolglos blieb
  - aus zeitlichen/beruflichen Gründen nicht durchführbar ist

und

- operatives Vorgehen
  - nicht möglich
  - zu riskant
  - vorläufig nicht unbedingt notwendig ist.

Welche Stütze?

wird je nach Umständen verordnet?

- Bandagierung der Lendenregion mit breiter Schwammgummibinde. Gleiches Prinzip: Leibbinde der indischen Lastenträger oder der Motorradfahrer.

- Stützgürtel oder Lendenmieder mit flexiblen "Fischbeinstäben"

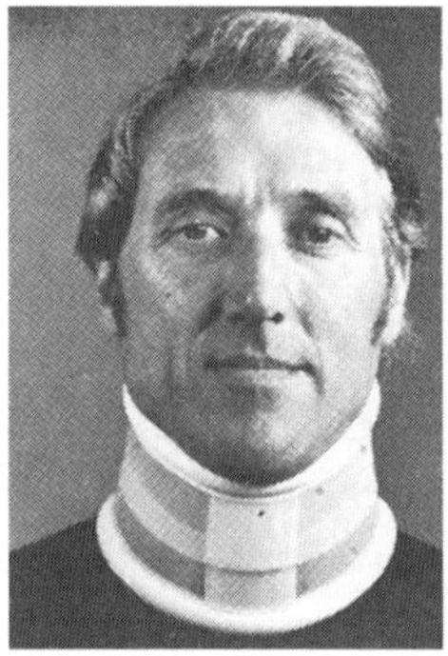

- Halskragen, sog. Schanz'scher Kragen, aus verschiedensten Materialien

- "Geradehalter" für die Brustwirbelsäule

- Stoffkorsett verstärkt durch Stahlfedern, welche der Rückenkrümmung individuell angepasst sind, bei Hohlkreuz mit Pelotte

- Gipskorsett, der Form des Rückens exakt anmodelliert.

AUS DER SPRECHSTUNDE

Pat.: (schaut lustlos vor sich hin)
...

Dr. X.: (leicht erstaunt)
Aber bitte, wenigstens *ein bisschen* freuen auf das neue Bekleidungsstück könnten Sie sich schon! Denn wenn Sie auch nicht wie ein mittelalterlicher Ritter im Stahlpanzer eingezwängt sind, so gibt Ihnen – ganz ohne Ihr Dazutun – die Stütze doch eine bessere Haltung, mehr Sicherheit. Mühelos stehen Sie aufrecht, stolz

wie der (die) berühmte Spanier (-in), selbstbewusst wie ein preussischer Gardelieutenant.

Und falls die Halswirbelsäule mit einem Schanz'schen Kragen fixiert werden muss: denken Sie an Stroheim, den Schauspieler, im Film "la grande illusion".

Soo unangenehm ist das Tragen auch wiederum nicht. Schon nach einigen Tagen haben Sie sich recht gut daran gewöhnt, ein anfängliches "Genieren" ist vorbei. Und *Ihre Bandscheibe weiss die Abstützung sehr zu schätzen.* Natürlich: eine gewisse Behinderung ist gegeben. *Aber dies ist ja gerade der Zweck!* Extrembewegungen werden verhindert; Extrembewegungen, welche den Reizzustand immer wieder unterhalten, anfachen.

Nachteile?

Pat.: Ja, aber ich habe gehört, dass durch ein Korsett die *Muskulatur sehr geschwächt* werden soll!

Dr. X.: Diese Gefahr wird allgemein überschätzt. Die Ruhigstellung der Wirbelsäule ist ja nicht eine vollständige wie z.B. beim Handgelenk, welches wegen eines Bruches mit Gipsverband fixiert wird. *Gewisse Bewegungen* sind auch unter dem Korsett möglich und zudem hat die Muskulatur weiterhin ihre *Haltefunktion* zu erfüllen.
Im weiteren: bei Bandscheibenleiden sind

meist einzelne Muskelpartien verkrampft, oft bretthart. Hier ist eine gewisse Ruhigstellung und damit "entspannende Schwächung" nur wünschenswert.

Pat.: Seitdem ich Schmerzen habe ist mir auch eine gewisse "Gstabligkeit", eine *Einschränkung der Beweglichkeit* aufgefallen. Durch die ruhigstellende Stütze kann doch diese Steife nur zunehmen, die Wirbelsäule noch stärker "einrosten"!? Sollte man nicht im Gegenteil eher durch Übungen die freie Beweglichkeit wieder herzustellen versuchen?

Dr. X.: Ich verstehe Ihre Überlegung durchaus. Sie denken z.B. an das Kniegelenk, das wegen eines Bänderrisses eingegipst worden ist und nun nach Gipsabnahme noch einige Zeit steif, also wie "eingerostet" bleibt.

Bei Bandscheibenleiden ist die Situation jedoch eine andere:

Hier ist die von Ihnen vermerkte Steifigkeit nicht durch die ruhigstellende Behandlungsmassnahme bedingt, sondern durch das Grundübel selbst, durch den

entzündlichen Reizzustand,

welcher u.a. die Muskeln sich verkrampfen und die Bänder schrumpfen lässt.

Wenn Sie jetzt, also noch

während des Schmerzschubes

dehnende Übungen forcieren, wird die Sache nur noch schlimmer. Reiz, Entzündung, Krampf und Schmerz pendeln sich wechselseitig hinauf.

Ich habe schon manche Patienten gesehen, welche in diesem Stadium des Leidens – von selbst oder auf falschen Ratschlag hin – "Heilgymnastik" betrieben haben. Und sahen, dass dies alles andere als "Heil" brachte, rutschten sie doch damit in einen immer stärkeren Beschwerdeschub hinein.

Also, lassen wir solche Übungen vorerst einmal sein. Im Moment gilt bei Ihnen als *vordringlichstes Problem,* den *Reizzustand wegzukriegen.* Und hierzu ist die äussere Abstützung notwendig. Wenn dabei die Steife auch um ein weniges zunehmen mag, spielt dies gesamthaft gesehen keine gewichtige Rolle. Jedenfalls müssen wir es in Kauf nehmen.

Später jedoch, wenn sich der Reizzustand beruhigt hat und wir uns vom Korsett wieder abnabeln, dann erst können wir – und müssen es auch – mit den mobilisierenden und dehnenden Übungen beginnen. Jetzt erst ist die Voraussetzung geschaffen, dass die Gymnastik überhaupt vertragen wird, dass die Beweglichkeitsübungen Aussicht auf Erfolg haben.

Sie sehen:

- Eines nach dem andern,
- jedes zu seiner Zeit,
- das Richtige *zur* rechten Zeit tun

– dies gilt besonders bei Bandscheibenleiden.

Wie lange?

Pat.: Wenn man einmal mit einem Korsett angefangen hat, *gewöhnt man sich dann nicht daran?* muss man es dann nicht dauernd tragen, sozusagen "bis an's selige Lebensende"?

Dr. X.: Nein!
Wie Sie gehört haben, wird die Stütze bei hartnäckigem Verlauf verordnet und zwar, um damit *endlich einmal aus dem Beschwerdeschuh herauszukommen.* Es ist im Rahmen des Behandlungsplanes eine vorübergehende Massnahme und nur so lange nötig, bis der Reizzustand ganz oder doch weitgehend abgeklungen ist. Einige Wochen, ein paar Monate vielleicht. Dann wird der Behelf allmählich wieder weggelassen und gleichzeitig die Rückenmuskulatur durch gezielte aufbauende Heilgymnastik trainiert, gekräftigt, geschmeidig gemacht, damit sie ihre Bewegungs- und Haltefunktion wieder erfüllen kann.

Als Fernziel gilt in allen Fällen:
äussere mechanische Verstrebung durch *innere muskuläre* ersetzen, ablösen.

OPERATIONEN

Falls alle "unblutigen" Behandlungsmöglichkeiten ohne genügenden Erfolg durchexerziert sind und sich die schmerzauslösende Veränderung auf ein verhältnismässig umschriebenes Gebiet beschränkt, kann ein

chirurgischer Eingriff

angezeigt sein. Am **häufigsten** sind hierfür zwei Situationen:

1. Eine **DISKUSHERNIE** komprimiert Nervenwurzeln und verursacht ausstrahlende Schmerzen in Arm oder Bein (s. auch Seite 67, Bandscheibenvorfall).

   Die Hernie, der Vorfall, wird abgetragen und zugleich das übrige Bandscheibengewebe möglichst radikal entfernt. Dadurch soll verhindert werden, dass später weiteres Material vorquillt und erneut auf die Nerven drückt.

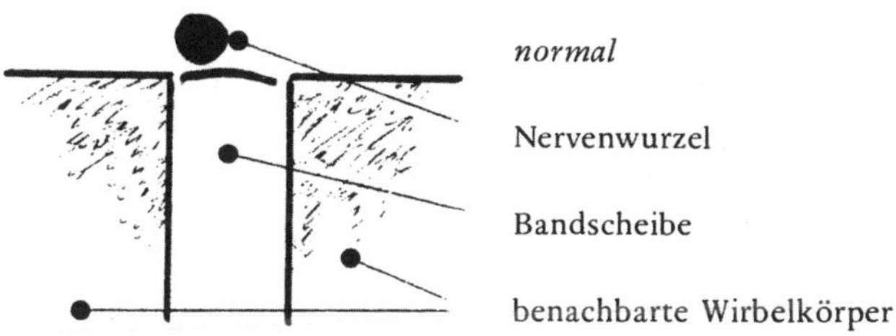

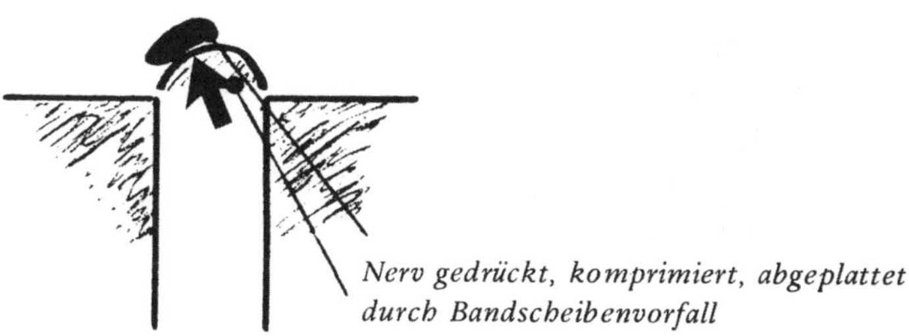

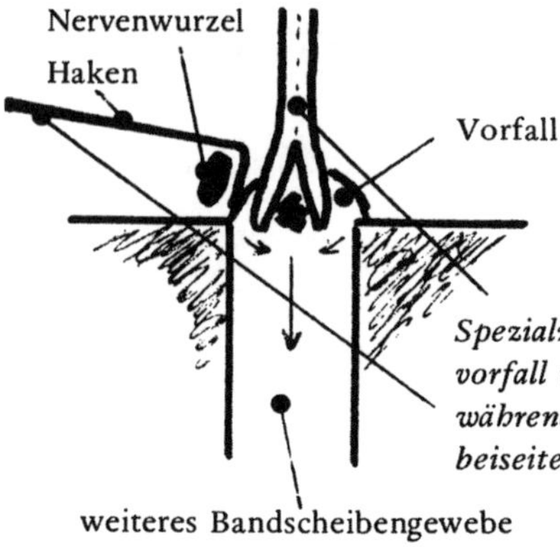

Spezialzange entfernt den Bandscheibenvorfall und weiteres Bandscheibengewebe währenddem ein Haken die Nervenwurzel beiseitehält.

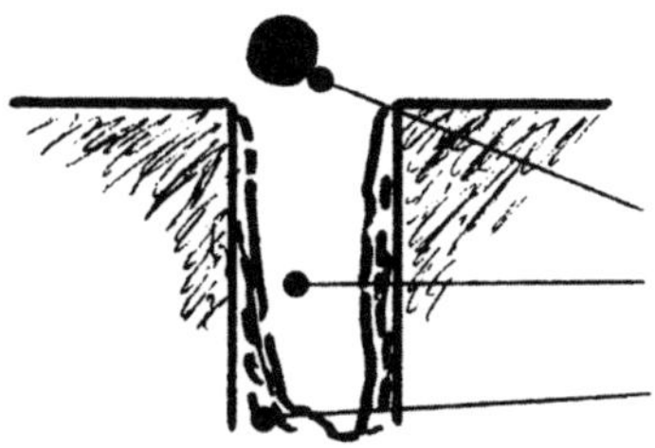

unmittelbar nach der Operation:

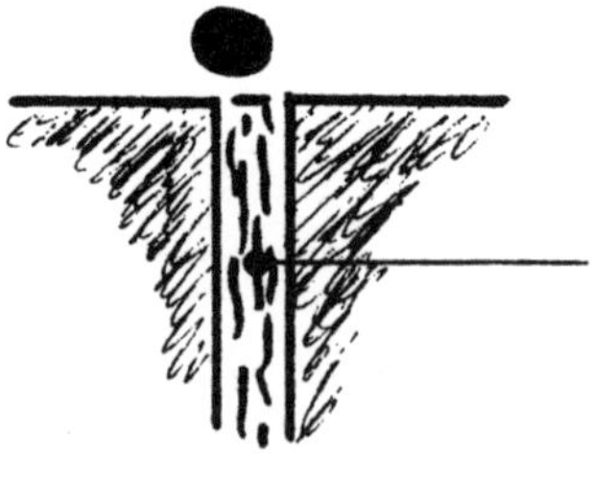

einige Monate später:

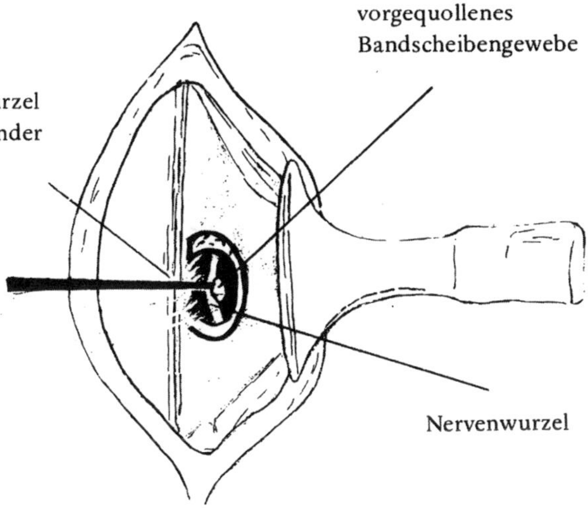

Operationsgebiet von oben, vom Rücken her gesehen.

Das weitgehende Fehlen der Bandscheibe schadet nichts. Sie braucht nicht – wie gelegentlich vermutet – durch Kunststoff ersetzt zu werden. Der Bandscheibenraum sinkt auf einige Millimeter zusammen, das Restgewebe vernarbt zu einer derben, recht stabilen Platte (siehe Abbildung Seite 96).

2. Ein anhaltend instabiles und **SCHMERZHAFTES BEWEGUNGSSEGMENT** – meist Folge von Wirbelgleiten, frühzeitig aufgetretenem schweren Bandscheibenschaden oder kompliziertem Wirbelbruch – wird versteift, verblockt, verstrebt, verspant.
Wo keine Bewegungen mehr möglich sind, kann auch kein Schmerz mehr entstehen.

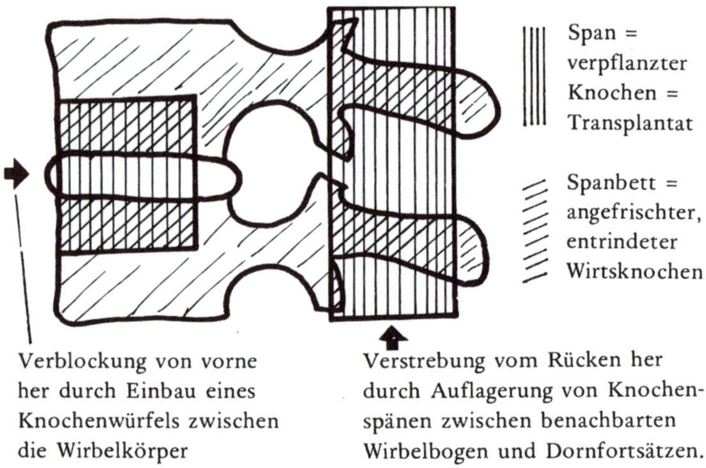

Die Knochenspäne verwachsen in einigen Wochen mit dem Spanbett, gleich wie sich die Teile eines Knochenbruches wieder verbinden. Da sie zwei benachbarte Wirbel überbrücken verunmöglichen sie die schmerzhaften Bewegungen.

Seltener notwendige chirurgische Eingriffe sind:

Entfernen eines **DORNFORTSATZES**, welcher sich an seinem Nachbarn ständig reibt (wären Hausbesitzer von dieser Möglichkeit nicht begeistert?)

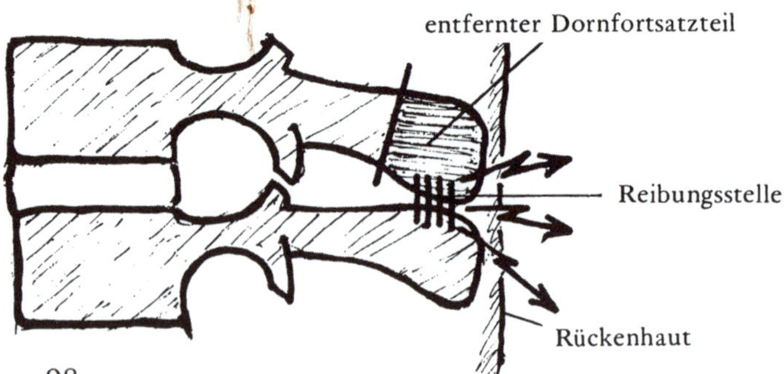

Übrigens: die Amerikaner, bekannt für treffliche und anschauliche Vergleiche auch im Fachjargon, sprechen hierbei von "Kissing spine" – ein äusserst schmerzhafter Kuss allerdings!

oder eines stark verbreiterten

QUERFORTSATZES

des untersten Lendenwirbels, welcher das Kreuzbein berührt und mit dessen Kante ein schmerzhaftes "falsches Gelenk" bildet.

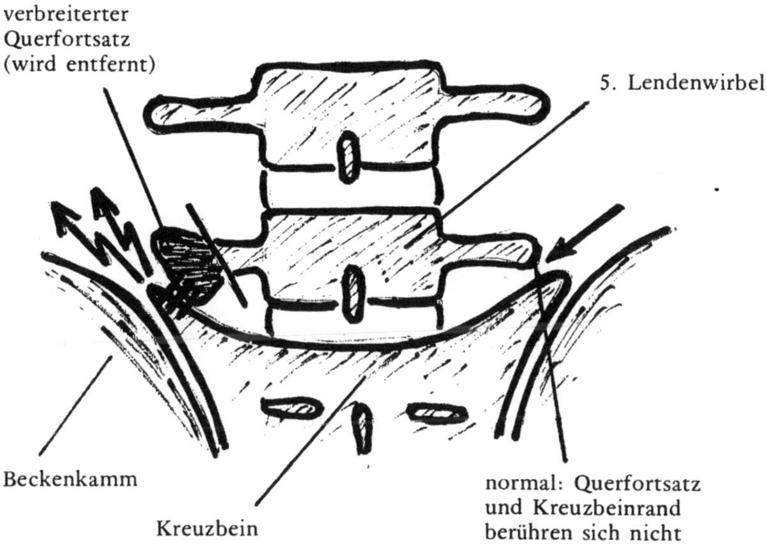

EPILOG

zum Thema "Behandlung"

So, jetzt sind Sie im grossen Ganzen mit dem Arsenal der Waffen, welche uns zur Bekämpfung von Bandscheibenbeschwerden zur Verfügung stehen, bekannt gemacht. Auch einige Richtlinien, wann, wo und wie sie eingesetzt werden, sind dargelegt.

Aber Vorsicht!

Es sind Behandlungs*regeln,* nicht starre, allgemeingültige *Grundsätze.* Ihr Arzt wird sie möglicherweise variieren und modifizieren, je nach den besonderen Gegebenheiten, welche gerade in "Ihrem Fall" bestehen. Er hat schon viele Rückenleiden behandelt. Er kennt mehr Bandscheibenschäden als nur die Ihren – und er kennt auch mannigfaltige Arten von

Ausnahmesituationen.

Solche zum Beispiel können dann ...

Moment mal, lassen Sie mich wieder mit Vergleichen aus dem militärischen Sektor die Sache anschaulicher darstellen:

In der Regel hat der Angriff Erfolg, wenn die eigenen Kräfte denjenigen des Gegners überlegen sind.

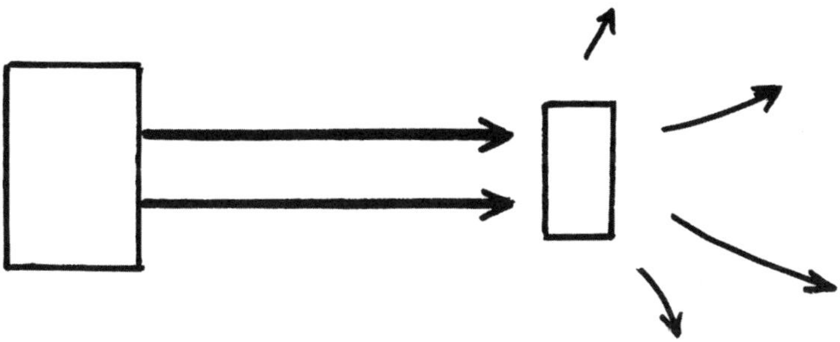

So steht's im Taktik-Reglement der "Truppenführung". Also muss es auch stimmen!

Aber: auch überstarke Angreifer können an einer entschlossenen Gegnerschar abprallen.

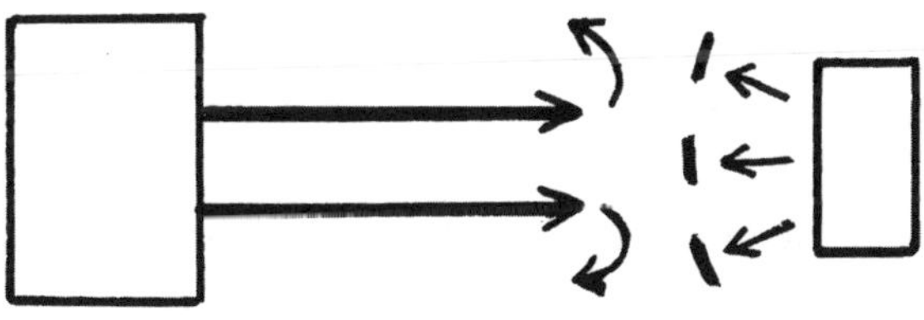

Richtig! Sie denken an die kleine, bewegliche Flotte der englischen Königin Elisabeth I, welche die riesige spanische Armada zum Abdrehen zwang.

Oder aber: selbst eine kleine Streitmacht hat schon ein grosses Heer besiegt.

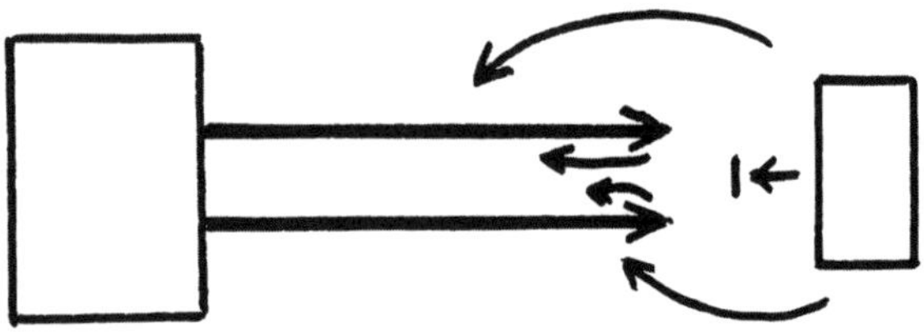

Natürlich! Der Cheruskerfürst Armin und die römischen Legionen des Quintilius Varus im Teutoburgerwalde. Und erst David, wie hatte der doch den Goliath "behandelt".

Auf "medizinisch übersetzt" will dies heissen:
Zwischen der **Schwere des Krankheitszustandes** und der **Stärke des erfolgreichen**, also zu Schmerzfreiheit führenden **Behandlungsmittels** besteht üblicherweise **Übereinstimmung,** gelegentlich jedoch aber auch eine deutliche **Diskrepanz.**

AUS KRANKENGESCHICHTEN

Die eine Richtung:

Der Hexenschuss, der Ihre Wirbelsäule erstarren lässt, der bei der geringsten Bewegung quälende, stechende Schmerzen auslöst – er klingt einige Stunden nachdem Ihnen Ihre Nachbarin Frau Z. eine Rheumatablette aus ihrer Hausapotheke gegeben hat, ab (aber bitte, mir zuliebe: behaupten Sie jetzt nicht in Ihrer ganzen Bekannt- und Verwandtschaft, dass bei Rückenschmerzen dieses Mittel absolut sicher in kurzer Zeit Heilung bringe. Sie könnten sonst Ihrer Umgebung Enttäuschungen und sich als Berater Ärger verursachen. Dies soll keineswegs Ihrer Freude über den guten Erfolg von Frau Z.'s Tablette Abbruch tun. Sie haben eben Glück gehabt, dass . . .).

Anderes Exempel: in der Zeit zwischen Ihrer Anmeldung beim Arzt und der vereinbarten Konsultation ist das starke Ischiasziehen im rechten Bein, welches Sie vor Schmerzen kaum mehr gehen liess, bereits wieder verschwunden. "Pech" für Ihren Arzt: hätte er bei der Anmeldung am Telephon Medikament X empfohlen, wäre er jetzt in Ihren Augen ein grosser Wissender . . .

Also: Erhebliches Krankheits- und Beschwerdebild, jedoch mit einfachen Mitteln, ja durch den Zeitfaktor allein behoben.

Die umgekehrte:

Alle paar Tage belästigt Sie eine leichte, etwas schmerzhafte Nackensteifigkeit am Morgen nach dem Aufwachen. Beim Rasieren, bei welchem Sie wohl oder übel den Kopf etwas vorhalten müssen, ist es besonders unangenehm, verschwindet jedoch bereits während des Morgenessens. Nach einigen Monaten haben Sie genug. Sie konsultieren Ihren Arzt. Dieser stellt – es ist 10.30 Uhr – eine Spur eingeschränkter Beweglichkeit der Halswirbelsäule fest. Keinerlei Schmerzen. Es wird der übliche "alltägliche" Grund solcher Beschwerden angenommen: leichte Bandscheibenreizung. Ratschlag: Schlafen mit einem kleinen Kissen oder einer Rolle unter dem Nacken, während 2 Wochen Rheumamedikament X. Ein Monat später: unveränderte Situation. Also: eine Serie Elektromassagen. Ohne Erfolg. Jetzt Röntgenbilder und Blutteste: Bestätigung der

Diagnose eines leichten Bandscheibenschadens, nichts Zusätzliches, nichts Aussergewöhnliches. Gut denn: Fangopackungen und Bindegewebsmassagen. Nach 8 Sitzungen dieselben Klagen des Patienten. Versuch mit Chiropraktik. 2 Monate später: das gleiche Beschwerdebild. Nun hat nicht nur der Patient, sondern auch der Arzt genug. Es wird "grobe Munition" aufgefahren: Ruhigstellung der Halswirbelsäule mit einem Gipskragen während 6 Wochen. Und hernach endlich, jetzt herrscht Ruhe. Die morgendlichen Belästigungen sind weg.

Also: Geringes Beschwerdebild, geringe krankhafte Befunde. Aber erst mit "grobem Geschütz", nach Einsatz unverhältnismässig starker Mittel der gewünschte Erfolg.

Wohl zeichnen diese **Krankengeschichten**

Ausnahmefälle, seltenere Verlaufsformen

auf, in der Häufigkeit etwa entsprechend der berühmten

biologischen Glockenkurve.

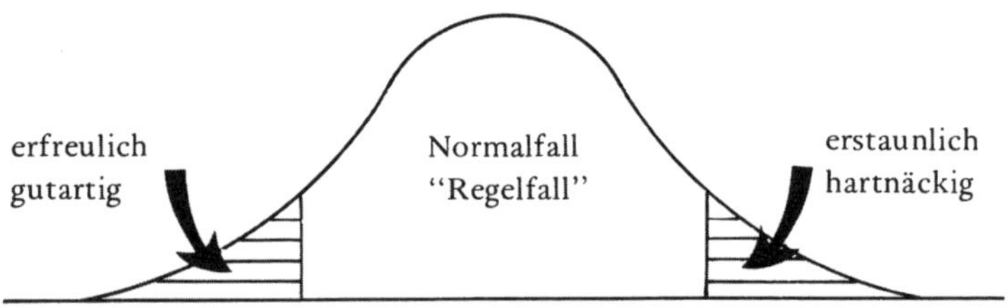

Aber ihre Kenntnis, das Wissen um solche Möglichkeiten macht vorsichtig, skeptisch gegenüber voreiligen Vergleichen oder raschen Verallgemeinerungen von Einzelfällen, von Selbsterlebtem.

6. Rückfall-verhütung

Vorbeugemassnahmen-Prophylaxe

Pat. Guten Tag, Herr Doktor. Ich komme sozusagen nur noch "zum Abschliessen" und will Ihre Zeit nicht lange beanspruchen. Seit den Elektromassagen bin ich nun praktisch schmerzfrei – am Morgen nach dem Aufstehen vielleicht noch ganz leicht, beim "Anlaufen", sonst nichts. Auch die Beweglichkeit ist wieder wesentlich freier. Also denn, herzlichen Dank für Ihre Bemühungen und auf Wiedersehen.

Dr. X. Es freut mich, dass die Behandlung so gut gewirkt hat. Aber wir müssen uns doch noch einige Minuten Zeit nehmen. Sonst könnte Ihre freundliche Abschiedsformel "auf Wiedersehen" bald zu einer für Sie "schmerzhaften Realität" werden.

Es gilt jetzt noch ein paar Dinge zu besprechen, um nach Möglichkeit einen weiteren Rückfall zu verhüten. Die Situation bleibt während längerer Zeit labil, und deshalb müssen Sie nun – wie unsere nördlichen Nachbarn so trefflich auszudrücken wissen –

– zu wirbelsäulegerechtem Verhalten gedrillt
– auf Bandscheibe getrimmt
– zu Rückenbewusstsein erzogen
– auf Haltungsdisziplin abgerichtet

werden.

Sie zürnen mir ob der Brutalität dieser Formulierungen, der Härte dieser Forderungen? Gut denn, tun Sie es. Aber es musste doch mal gesagt sein! Und zwar zu *Ihrem* Vorteil, nicht zu meinem. Also merken Sie sich vor allem:

KNIEBEUGEN IST BESSER ALS HEILEN!

(Dieser Leitsatz gilt hier nicht im moralischen, sondern im wirbelsäulebezogenen Sinn!)

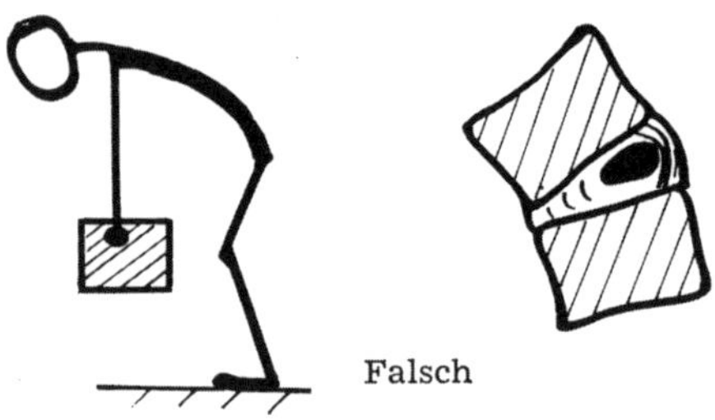

Falsch

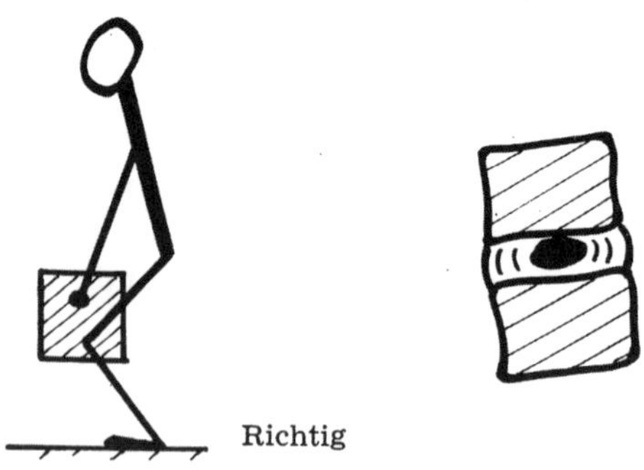

Richtig

Die Last möglichst körpernah hochheben!

BEINHEBEN IST BESSER ALS HOHLKREUZ!

Bei **langem Stehen** abwechslungsweise ein Bein etwas anheben und auf Trittbrett oder Schemel stellen. Damit wird durch Beckenkippung das Durchbiegen der Kreuzregion vermindert.

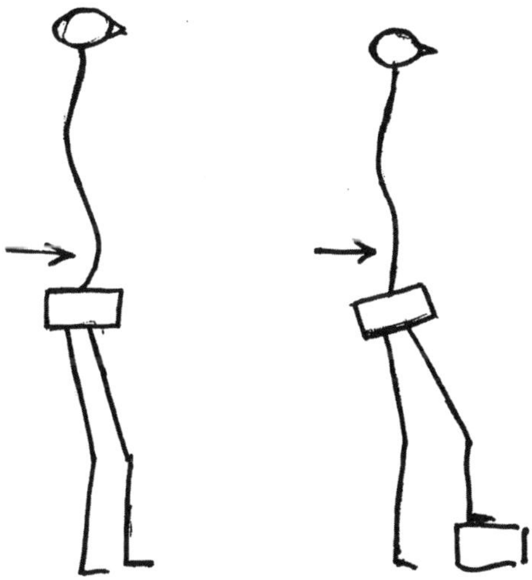

HALSTUCH IST BESSER ALS SCHILLERKRAGEN!

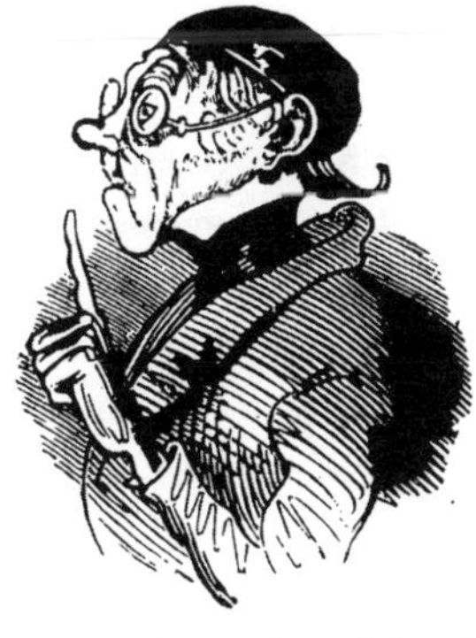

Hüten Sie sich vor
- Durchzug
- Kälteeinwirkung
- Schwitzen und anschliessend frieren

deshalb
- Halstuch tragen
- oder Rollkragenpullover
- Rheuma-Unterwäsche
- Lendenwärmer (welcher auch Feuchtigkeit absorbiert).

Im weiteren enthält das **"Gesetz zur Verhütung von Bandscheibenbeschwerden"** folgende Paragraphen:

§ 1. HALTUNGSBEWUSSTSEIN

Falls Ihnen aufrechte, gerade Haltung Gewohnheit ist – bitte blättern Sie die nächsten paar Seiten um.
Falls nicht:

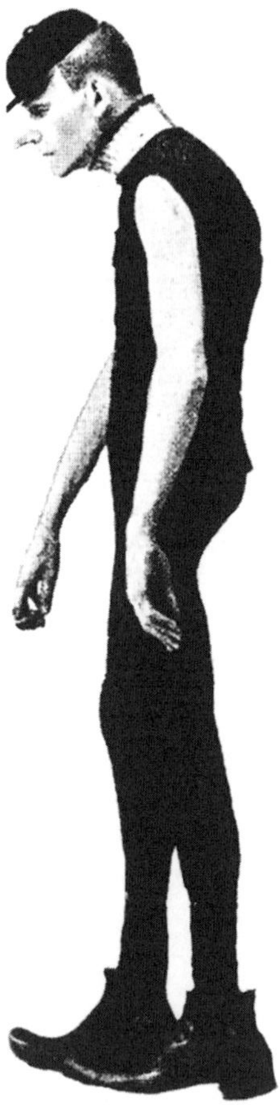

Schauen Sie sich doch mal Ihre Alltagssilhouette im Spiegel an! Finden Sie das etwa schön?? Diesen vorgeneigten, gesenkten Kopf, die eingezogene Brust, die hängenden Schultern, der runde Rücken, das gekippte Becken, die schlaffen Arme, die nicht ganz gestreckten Knie.

Sicher nicht! Und auch Ihre Umgebung wird sich diesem Urteil anschliessen.

Also denn:

HALTUNG WAHREN!

Raffen Sie sich zusammen, wenn ich bitten darf!

Dies nicht bloss aus ästhetischen Gründen. Nein, vielmehr noch ganz konkret Ihrer Bandscheiben wegen. Bei aufrechter Haltung verteilt sich das Gewicht, der Druck auf die ganze Fläche gleichmässig. Die Last wird so am leichtesten ertragen.

Langdauernde einseitige Belastung löst – wie Sie ja schon seit Seite 35 wissen – nur weitere Schäden aus. Eine der Ursachen, die vermieden werden könnte!

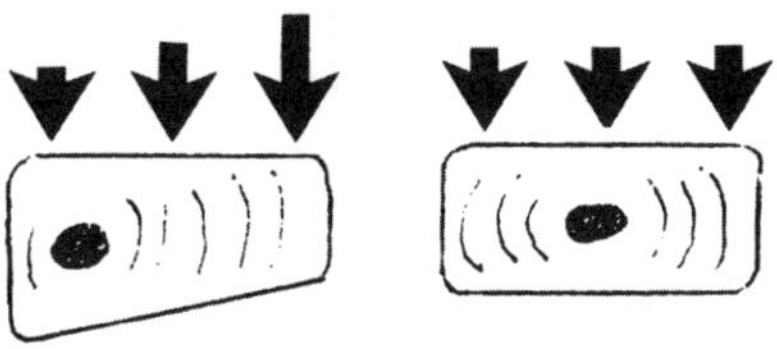

Sollte ein **Teilstück** Ihrer Wirbelsäule **versteift** und damit beim besten Willen nicht in die normale Form zu bringen sein, dann halten Sie sich eben "so gut es geht", so aufrecht wie möglich. Durch Korrekturen ober- und unterhalb der Steife kann viel kompensiert werden, so dass wenigstens die **Gesamthaltung** ganz ordentlich wird.

Aber bitte: **nicht übertreiben!**
Keine Steigerung des Haltungsbewusstseins ins Unnatürliche, Verkrampfte, Gekünstelte! "Imponierstellungen" wie z.B. auf dem nachfolgenden Bild können sich auf Dauer nur Diplomaten oder Rehböcke vor dem Kampf um's Revier leisten.

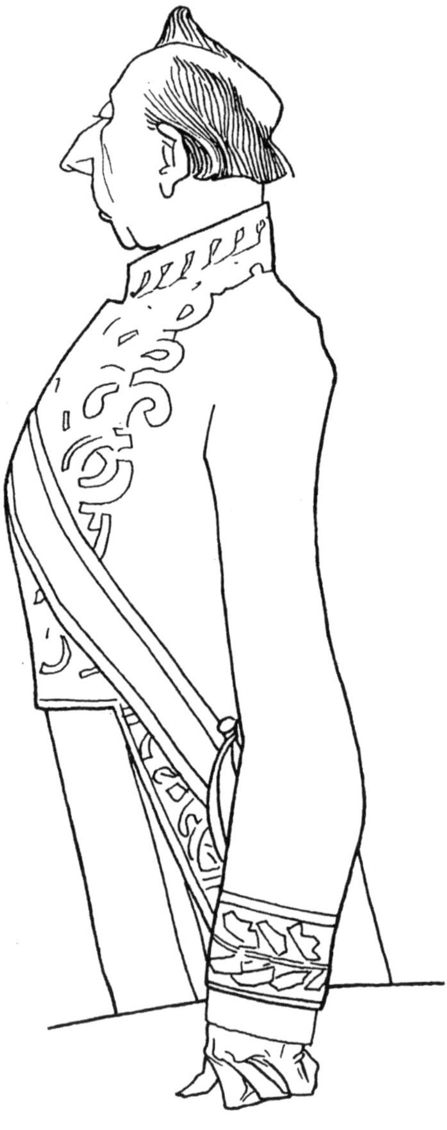

Und erinnern Sie sich?
Das Strammstehen, die “Achtungstellung”, ist in der Armee als unnatürliche Körperhaltung abgeschafft worden.

Ein Wort noch zum **Spiegel**:
Werfen Sie ruhig gelegentlich einen Blick hinein. Eine Prise Eitelkeit schadet nichts. Als gutes Mittel zur Selbstkontrolle hängt er nicht vergeblich im Gymnastiksaal für Heil- und Haltungsturnen sowie – in der Reithalle.

Apropos:
Ist Ihnen auch schon die **Symbolkraft** unserer Sprache aufgefallen?

Gute Haltung zeigen
Rückgrat beweisen
aufrichtig handeln
senkrecht bleiben

oder aber: gebeugt vor Sorge
geknickt werden
haltlos sein

Geistige Verhaltensweisen, seelische Stimmungen – sie werden bildlich dargestellt, versinnbildlicht durch Lehnwörter aus dem körperlichen Bereich, hier durch den Zustand, die Form unserer Wirbelsäule. Eine Mahnung? Ein Ansporn vielleicht?

“Haltung wahren” ist eine aktive Leistung und damit auch eine Frage des Willens und Wollens, der Disziplin. Äusserer Druck, ein “Befehl” zur guten Haltung kann nur kurzfristig wirken. Auf Dauer, zum Durchhalten braucht es die Einsicht, die Überzeugung der Notwendigkeit, kurz

die innere Motivation.

Das Gesagte soll begründen, weshalb es in unserem ureigensten Interesse liegt, uns

Haltungsdisziplin

anzueignen, unser

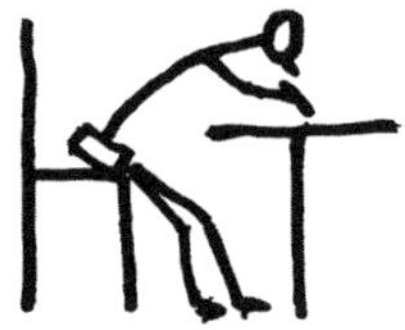

Haltungsbewusstsein

zu erweitern.

Sie wünschen einen Beweis für die Wichtigkeit der inneren Motivation? Bitte – nichts einfacher als dies:

Am Familientisch:

Mutter: "Anton, ich habe Dir schon hundertmal gesagt: löffle Deine Suppe nicht so vornübergeneigt! Steck' doch noch die Nase drein!"

Anton: "———"
(strafft sich und sinkt 2 Min. 40 Sek. später wieder in die "Ausgangsstellung" zurück.)

Gleiche Situation beim Aufgabenmachen – Sie kennen solche Familiendramen ja schon zum Überdruss.

5–8 Jahre später:
auf dem Schulplatz:

Karl: “Du, Toni, ich habe gerade gehört wie Heidi zu Rosa sagte, Du seist eigentlich ein Netter, aber die schlampige Haltung stosse sie ab.”

Seither hält sich Anton gerade!

Was die Eltern auf ihr Erziehungskonto buchen, welches endlich doch Früchte zu tragen scheint. Die Hauptsache: alle Beteiligten sind zufrieden.

§ 2. BEWEGUNG

und nochmals: **Bewegung**
und noch einmal: **Bewegung!**

Je **mehr**, je **häufiger**, desto **besser**.

Unsere Wirbelsäule ist nicht nur ein Stütz- sondern viel mehr noch ein Bewegungsorgan. Wir sind, wie früher schon gesagt, keine **Hocker** oder **Steher!**

Die Bewegung soll harmonisch sein, ihr Ablauf flüssig. Also weder preussig-zackig noch im Zeitlupentempo. Zudem abwechslungsreich, nicht monoton immer dasselbe. Damit alle Muskelngruppen “zum Zuge” kommen.

Ich weiss: leider sind Ihrem Bewegungsdrang auch Grenzen gesetzt. Äussere, durch berufliche Umstände, innere, vielleicht aus einer gewissen Bequemlichkeit heraus. Aber trotzdem: nützen Sie alle Gelegenheiten! Insbesondere für **Spaziergänge** und **Wanderungen**.

Tempo?
Nicht gerade wie am Frauenfelder Militärmarsch, jedoch zügig. Je nachdem alle halbe oder ganze Stunden Pause einschalten, dabei sitzen und nicht lange herumstehen.

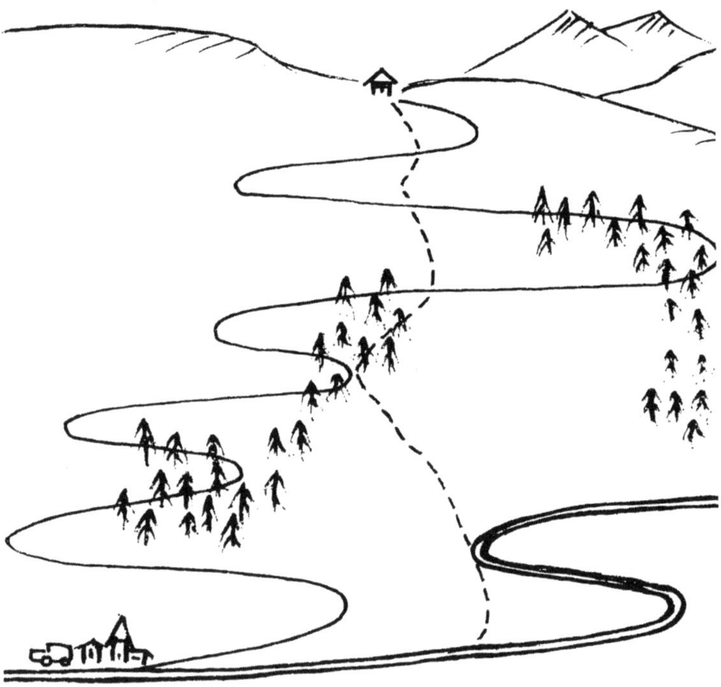

═ Asphaltstrasse: **nein**
- - - Diretissima: **nein**
— Serpentinen: **ja**

Route?
Vom Geometrieunterricht her wissen Sie: die *kürzeste* Verbindung zwischen zwei Punkten ist die Gerade. Aber sie ist nicht auch die *gesündeste!* Deshalb bitte nicht auf der "Diretissima" den Hang, die Geröllhalde hinunter. Lieber den Serpentinen entlang. Die Stösse, die axialen Erschütterungen, welche Ihre Wirbelsäule aufzufangen hat, sind dabei wesentlich geringer. Aus demselben Grund ziehen Sie die "rückenfreundlichen" Waldwege den Asphaltstrassen vor und benützen am liebsten Wanderschuhe mit weichen Gummisohlen.

Und für *Automobilisten:* lassen Sie möglichst häufig den Wagen in der Garage. Ich habe schon oft Patienten gesehen, welche sich auf dem Weg zur Arbeit hartnäckige Restschmerzen "wegspaziert" haben.

§ 3. KÖRPERLICHE SCHONUNG

Alle die Bandscheiben besonders belastenden Körperhaltungen, Stellungen, Bewegungen und Tätigkeiten sind zu vermeiden!

Welche?
Blättern Sie die Seiten 35–40 nochmals durch. Das Wichtigste in Kürze:

ich diktiere –
bitte schreiben Sie nach:

- kein häufiges Heben und Tragen von Lasten besonders nicht in gebeugter Haltung

Nicht so!
Für Wikinger allerdings bedeutungslos, da sie im Schnitt sowieso nur 33 Jahre alt wurden.

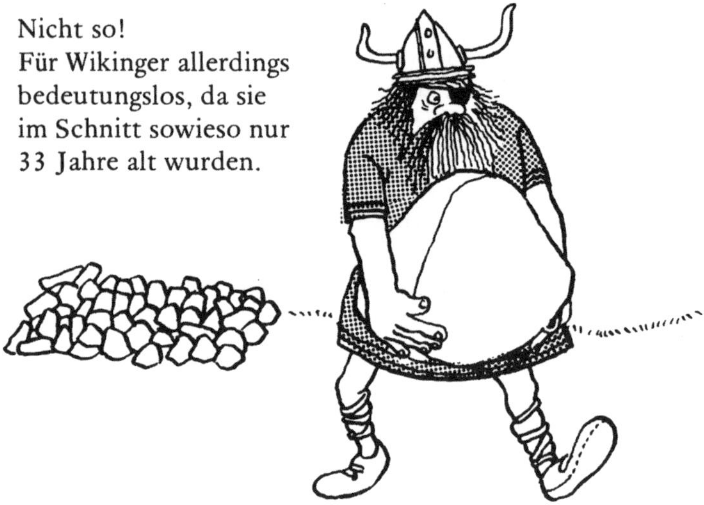

- kein häufiges Bücken
- kein langes Stehen oder Sitzen mit vorgeneigtem Oberkörper

Ich sehe, Sie *lächeln.* Würde ich an Ihrer Stelle wohl auch tun. Verstehe durchaus weshalb. Sie denken:

Der kann gut reden!
Die Ratschläge sind billig!
Am "grünen Tisch" rasch gegeben, in praxi aber kaum möglich, einhaltbar.

Ich weiss. Aber geben Sie sich wenigstens Mühe, sich diesem "Idealverhalten" möglichst anzunähern. Denken Sie in den betreffenden Momenten an die Gefahr.

Wie die Geschützmannschaft

Wechselstellungen

besitzt, so müssen *Sie* sich bewusst werden, dass man

dasselbe auch auf verschiedene Arten tun kann

(z.B. in Hockestellung jäten, als Vierfüssler den Boden reinigen, beim Bettenmachen sich an der Wand mit einer Hand abstützen oder neben dem Bett knien)

dasselbe auch tun lassen kann

(z.B. durch den sicher stets hilfsbereiten Sohn, vom sorgenden Gatten oder freundlichen Nachbarn)

dasselbe auch unter verschiedenen Malen tun kann

(z.B. Frühjahrsreinigung zur Hälfte im Herbst, Gartenarbeiten auf die ganze Woche verteilt, den Wäschekorb nur halb füllen und dafür zweimal gehen).

Beispiele, wie man dasselbe auf verschiedene Weise tun kann:

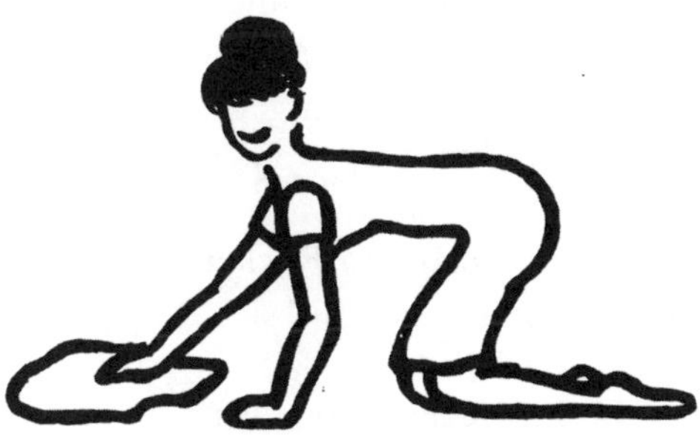

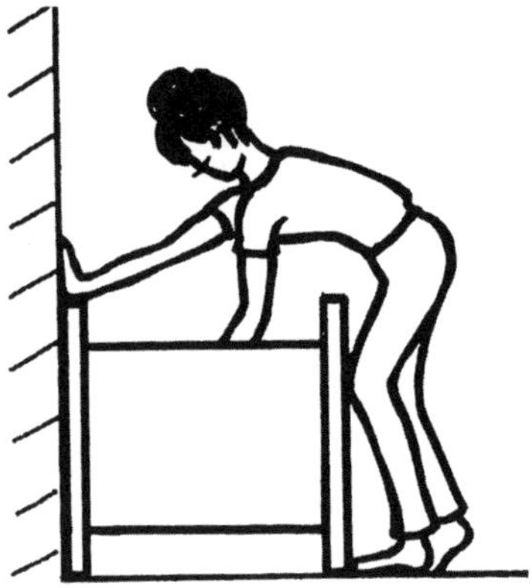

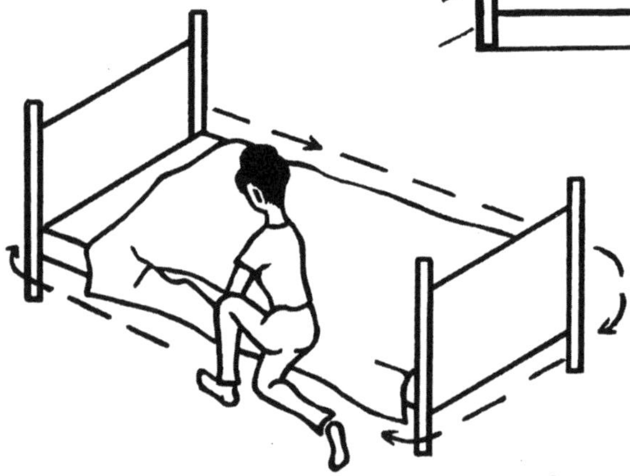

Lassen Sie Ihre Phantasie walten, wie Ihre täglichen Pflichten auf bandscheibenschonenste Art zu verrichten sind. Loten Sie die Belastungsgrenze Ihrer Wirbelsäule aus. Testen Sie das äusserste Mass des Erträglichen ab – und

streiken Sie,

wenn zuviel von Ihrem Rücken verlangt wird. Es gibt auch einen

Fluch der *guten* Tat,

denn Sie selbst haben die Rechnung für Tätigkeiten jenseits der Belastungsgrenze zu bezahlen. Und zwar doppelt: mit Schmerzen und mit Honoraren für die dann notwendige Behandlung.

§ 3. SCHLAFEN

wie bekannt:
auf **harter, flacher Unterlage**.
Ein **Brett unter der nicht durchgelegenen** (!) **Matratze** oder ein "**Lättlicouch**" genügen.

Alle reklamestarken Anpreisungen von super – speziell – "ärztlich empfohlenen" Betten können diese einfache Tatsache nicht entkräften.

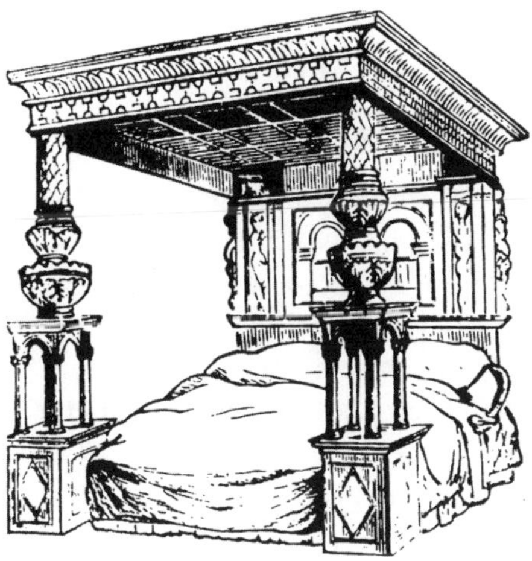

Solche weiche Gepfühle sind zu meiden!

Beste Schlafstellung?
Entweder: auf dem Rücken, Rolle unterm Knie
oder: Seitenlage mit angezogenen Beinen
jedenfalls nicht: im Fernsehfauteuil!

Bei *Nackenbeschwerden:* bitte, die Japaner kannten schon vor Jahrhunderten die Schlummer- oder Nackenrolle. Der Kopf darf gegenüber der Brustwirbelsäule nicht zu stark abgewinkelt werden!

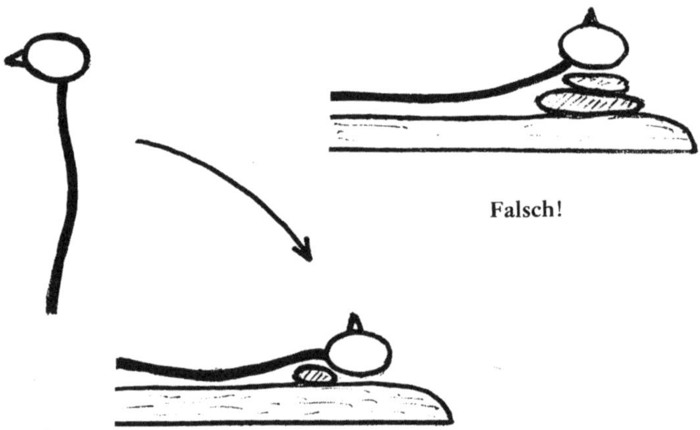

Kopfhaltung, Krümmung der Hals- gegenüber der Brustwirbelsäule sollen gleich sein wie bei normalem, zwanglosem Stehen – natürlich alles um 90° in die Horizontale gekehrt.

In schweren Fällen mit nächtlichen Rückenschmerzen kann es auch notwendig sein, in einer der Rückenform genau angepassten Liegeschale aus Gips zu schlafen.

§ 4. SITZHYGIENE

Zu Hause

Aufrecht sitzen, Haltung wahren! Wie unsere Grosseltern beim 4-Uhr-Tee.

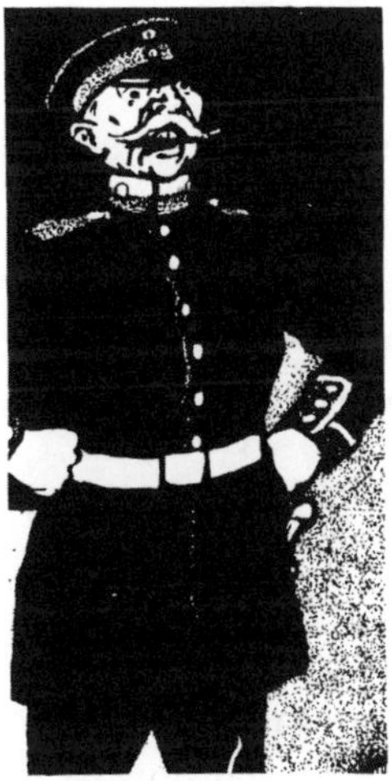

Einzelinstruktion

(pardon für den Feldweibelton, aber es muss doch "sitzen")

1. wenig gepolsterter, relativ hoher Stuhl
2. ganz zurück sitzen
3. Kissen ins Kreuz
4. Anlehnen

Wiederholen!:

1. wenig gepolsterter .....

Hüten Sie sich vor allem vor den niedrigen und bequemen Klubmöbeln.

Im Büro

- Stuhl nahe an den Schreibtisch rücken.
- Anlehnen an konvex geformte Lehne.

- Tisch verhältnismässig hoch – Sie kommen so wesentlich weniger in Versuchung, sich ständig nach vorne zu neigen.
- Fusschemel, damit die Knie mindestens gleich hoch sind wie die Hüftgelenke.

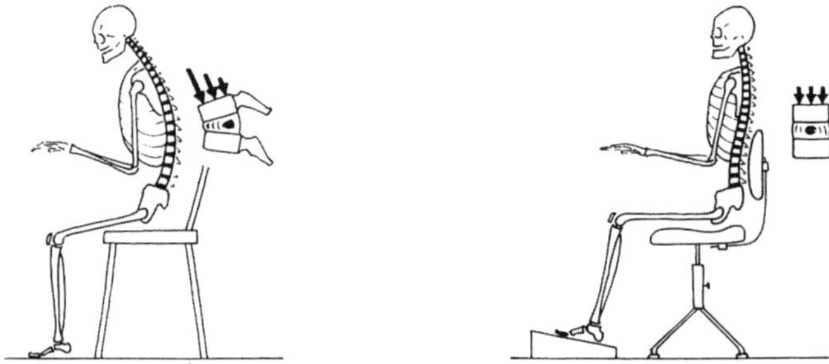

Und 3 Tips für Schreibkräfte:

– Fragen Sie Ihren Chef, ob er die Arbeit so verteilen kann, dass Sie nicht mehrere Stunden ununterbrochen an der Maschine sitzen müssen. Zwischendurch etwas Bewegung ist Labsal für Ihre Bandscheiben!

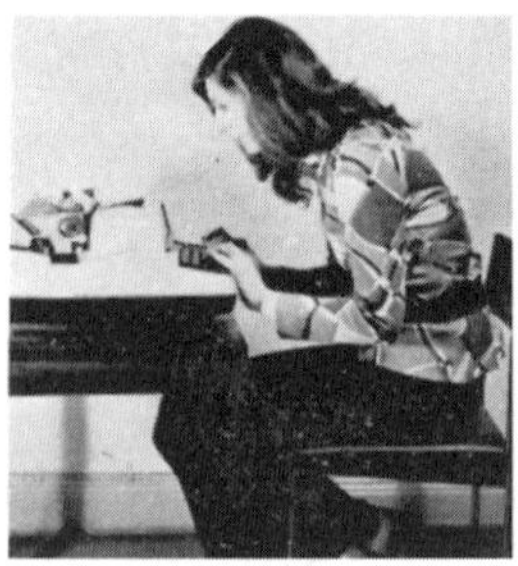

– Legen Sie die Unterarme beim Schreiben auf ein solides schmales Kissen. Diese Abstützung entlastet die ganze Wirbelsäule.

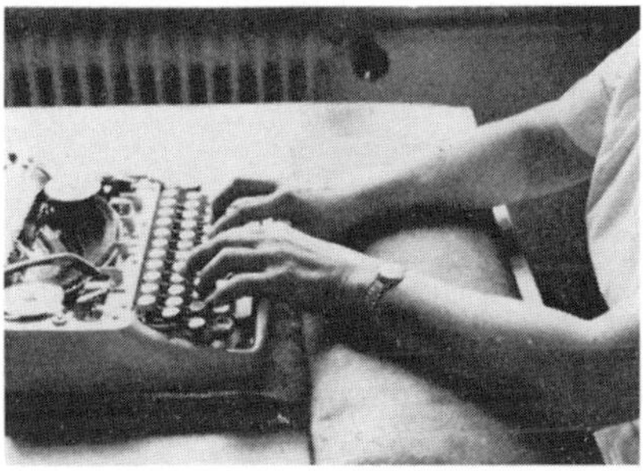

– Ersuchen Sie – sofern es die Betriebsfinanzen erlauben – um eine anschlagleichte elektrische Schreibmaschine.

Im Auto:

"Grau, teurer Freund, ist alle Theorie."

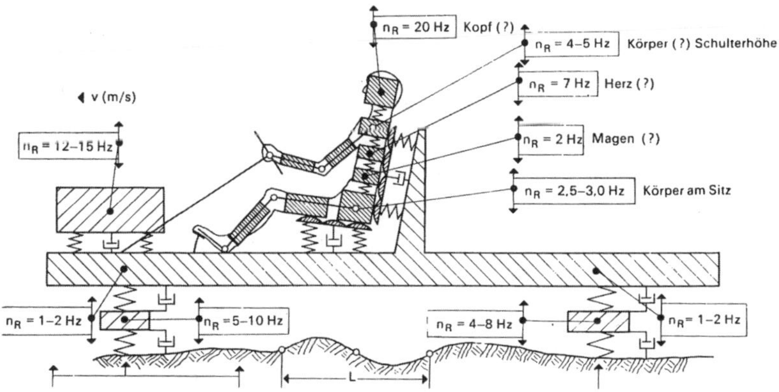

Wie recht hat doch Goethe! Die kompliziertesten Berechnungen und Analysen – sie stimmen nicht. Die bestens empfohlenen Rückenstützen – sie nützen wenig. Resultat eines mehrtägigen Kongresses über Autositze mit Orthopäden, Physikern und Konstrukteuren: keine auch nur einigermassen ideale Lösung – bloss einige gute Ratschläge (welche sich aber auch bewährt haben):

- häufig Sitzhaltung ändern, mal zurückgelehnt, mal vorgeneigt, mal etwas weiter vorne, mal weiter hinten, mal leicht schräg und ein Bein etwas angezogen.
- kleines Kissen im Rücken, bald etwas höher, bald etwas tiefer
- und vor allem: alle Stunden anhalten, aussteigen und sich etwas bewegen. Schon die frische Luft tut gut.

§ 5. HEILGYMNASTIK

Pflegen Sie Ihre Wirbelsäule wie Ihre Zähne, Ihren Teint: ebenfalls täglich, 15 Minuten. Das Turnprogramm braucht nicht kompliziert zu sein. Spezialgeräte sind überflüssig, ja verführen sogar zu einem wenig vielseitigen, verhältnismässig monotonen Bewegungsablauf. Ausgewogene, alle Muskeln berücksichtigende Übungsprogramme kann Ihnen ein Physiotherapeut anlernen. In Schrift und Bild sind Anleitungen auch im Buchhandel erhältlich.

Wichtig:
Halten Sie durch! Nicht erlahmen! Nicht schlappwerden! Mindestens 6 Monate! Täglich – ausser meinetwegen an den gesetzlichen Fest-, Buss- und Feiertagen.

Und während der Sommermonate: da gehen Sie ja sowieso viel spazieren und schwimmen!
Oder etwa nicht?

Zu beachten: leicht unangenehmes Ziehen bei Extrembewegungen oder gewissen Übungen schadet nichts. Eigentliche Schmerzen sollen jedoch nicht auftreten. Ist dies der Fall, führen Sie die betreffende Übung weniger intensiv aus oder lassen sie überhaupt weg.

Nach den Übungen – als "Dessert" sozusagen – einige Minuten **an einer Stange hangeln.** Aber nicht verkrampft mit den Beinen in der Luft! Leicht auf den Zehen abgestützt, Knie und Hüften etwas gebeugt. Sie verhüten damit das bandscheibenunfreundliche Hohlkreuz.

Zweck der Übungen?

- Beweglichkeit erhalten
- Versteifungen lösen
- Muskeln kräftigen
  – zu innerer Stütze
  – zu innerem Halt

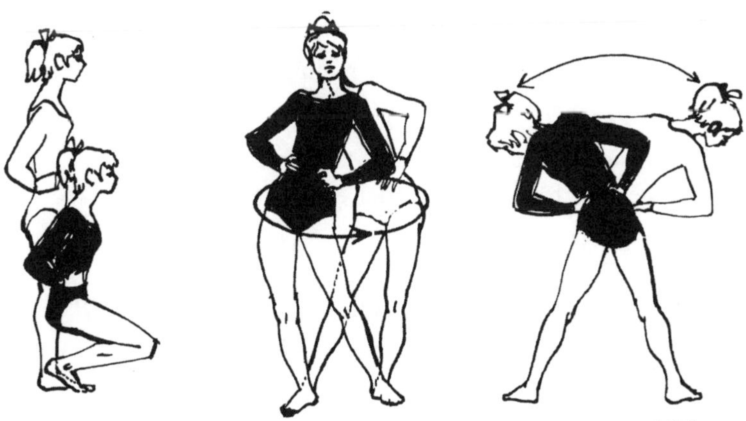

Amüsant, reizend, attraktiv – was??

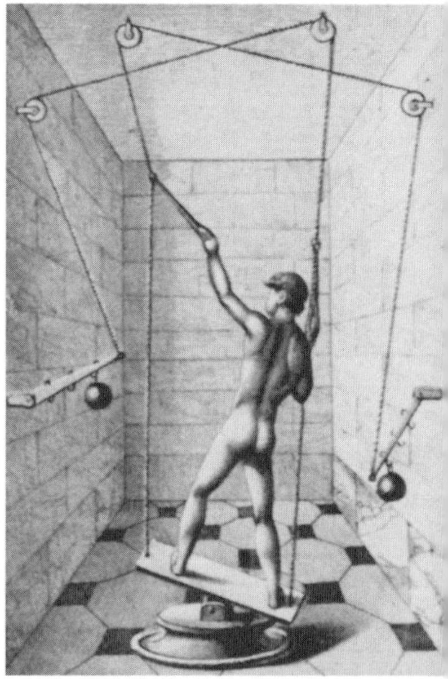

So war's einmal!

"Balançoire Orthopédique," Paris 1827

Achtung!
Es gibt kein allgemeingültiges Turnschema. Die Übungen müssen individuell auf Art der Fehlhaltung und Ort des Schadens abgestimmt sein. Ein Heilgymnast kann Ihnen das für Sie richtige Programm in einigen Lektionen anlernen.

§ 6. SCHWIMMEN

So häufig wie möglich, das wissen Sie ja schon. Aber ruhig, entspannt. Ob in Bauch-, Rücken-, Seiten- oder Querlage spielt keine Rolle. Wichtig ist nur, dass Sie den Kopf nicht starr über Wasser zu halten versuchen, weil Ihnen das Nass in Ohren, Nase oder Mund unangenehm scheint.

Temperatur?
Nicht gerade im Eiswasser, sonst aber unwichtig. Passen Sie jedoch auf, dass Sie **nach dem Bade nicht** schlotternd und zitternd **herumstehen oder -sitzen,**

darum
Abtrocknen
Bademantel
grosses Frottiertuch als römische Toga
Kostümwechsel.

Im Meer?
kommt auf dasselbe heraus wie in unseren Seen. Harmonische, besonders auch seitliche Bewegungen des Rückens unter verminderter Belastung sind das Wichtigste, Massgebliche. Am Strand einer Mittelmeerinsel haben einzig die Ruhe, Ferienstimmung, das entspannende Herumliegen im heissen Sand eine zusätzliche günstige Wirkung.

§ 7. SPORT

Zügeln Sie Ihren Leistungswillen. Hier gilt der Grundsatz: "**mitmachen ist wichtiger als gewinnen**" wirklich; er ist nicht nur ein schwacher Trost für die hinteren Ränge. Und – Sie erinnern sich sicher an Seite 52 – Schmerz (nicht jedoch ein leichtes Ziehen) ist das Alarmsignal der Bandscheibe: bis hierher und nicht weiter! Beissen Sie dann nicht auf die Zähne. Spielen Sie nicht den Starken, der unbedingt durchhalten will. Sie rutschen sonst nur in einen stärkeren Schmerzschub hinein.

Zudem: **Axiale Stauchungen, Erschütterungen** sind möglichst zu **vermeiden.** Keine forcierten Sprung- und Hüpfübungen, kein "Landen" in Achtungstellung nach Reckturnen, kein Trampolin, kein Reiten im Deutschtrab (falls Sie nicht ein(e) ausgezeichnete(r) Reiter(in) sind; diese allerdings vermögen Rückenbeschwerden "wegzureiten" durch gekonnte harmonische Bewegung und rhythmischen Muskeleinsatz).

Sind Sie in den Sechzigerjahren? Keine Hemmungen! Scheuen Sie sich nicht, in das "**Altersturnen**" zu gehen. Im Gegenteil: Geben Sie Ihren Jahrgang ruhig zu. Ja seien Sie stolz, es schon über 60 gebracht zu haben!

Und zwei Regeln für aktive Sportler:

1. Nachdem sich Ihre Bandscheibe beruhigt hat, schalten Sie eine Karenzfrist von mindestens 3 Monaten ein, bevor Sie sie wieder stärker belasten.

2. Vergessen Sie ob der Freude, wieder Ihre geliebte sportliche Tätigkeit aufnehmen zu können, nicht, dass sich Ihr Körper erst wieder angewöhnen muss. Also: Training allmählich aufbauen! Nicht schon am ersten Tag Spitzenleistungen erbringen wollen!

"Vernunft wird Unsinn, Wohltat Plage"
– und zwar dann, wenn Sie überborden.
Sport ja, aber bitte: mit Mass!

§ 8. BERUF

Es hiesse Wasser in den Rhein giessen, nochmals alle die Tätigkeiten und Körperhaltungen aufzuzählen, welche die Bandscheiben besonders belasten und zu vermeiden sind. Grundsätzlich gilt bei Berufswahl oder -umstellung:

günstig:

- häufige Änderung der Körperhaltung
- abwechslungsweise Stehen, Sitzen, Gehen

ungünstig:

- häufiges Heben und Tragen von Lasten
- wiederholtes Bücken
- langes Vorneigen im Stehen und Sitzen.

Grundsätzlich gilt aber auch das

Mitspracherecht des Betroffenen

indem neben allgemeiner und bandscheibenbezogener

Eignung ebensosehr die **Neigung**

zum vorgesehenen Beruf vorhanden sein muss. Leider wird nicht selten von Eltern oder Beratern in einen Beruf eingespurt, für welchen – so bandscheibenfreundlich er auch sein mag – keinerlei Freude und Begeisterung erbracht wird.

Wo Eignung und Neigung übereinstimmen oder eindeutig auseinanderklaffen ist die Sache klar.

Aber es gibt auch viele Grenzfälle!

Hier gilt abzuwägen:

- Ausmass des Schadens
- Art des Berufes
- Intensität des Berufswunsches
- Risikofreudigkeit (also das In-Kauf-nehmen des Zeitverlustes bei einem späteren, eventuell notwendigen Wechsel)
- Möglichkeit ähnlicher Berufe in gleichem Sektor, in gleicher Branche.

Die Ideallösung wird sich nur selten finden lassen. Aber immerhin ein "tragbarer" Kompromiss.

AUS DER SPRECHSTUNDE

Frau A. Doris ist jetzt 15jährig. Wir sollten uns nun auch allmählich mit dem Berufsproblem befassen. Sie hat sich immer gerne mit Kleinkindern abgegeben und schon oft gesagt, sie möchte am liebsten Säuglingsschwester werden. Dürfen wir es erlauben?

Dr. X. Die durchgemachte Wachstumsstörung hat ihre Spuren hinterlassen. Nicht allzutiefe zwar, aber trotzdem: die Belastungsfähigkeit der Wirbelsäule ist schon etwas vermindert.

Als Säuglingsschwester würde Doris manche recht anstrengende Arbeiten zu verrichten haben: bei der Pflege häufig Bücken und Heben, beim Schöppeln langes Vorneigen. Und zudem: die anfänglichen Sechspfünder werden bald einmal "gewichtig". Eine nicht mehr leichte Fracht zum Herumtragen, Baden usw.

Warum nicht zum Beispiel Kindergärtnerin? Hier fallen diese ungünstigen Tätigkeiten weg.

Doris A. Aber ich habe mich gerade auf die ganz Kleinen gefreut!

Frau A. Ja schon. Aber wenn Du nach einem oder zwei Jahren Schwesternausbildung Rückenschmerzen kriegst und aufgeben musst? Dann wäre viel Zeit verloren gegangen. Was glauben Sie, Herr Doktor, wird es gehen?

Dr. X. Ja, Frau A., auch wir Ärzte sind keine Propheten. Mit Sicherheit kann Ihnen diese Frage niemand beantworten. Gerade bei solchen Bandscheiben- und Rückenschäden gehen Befunde und Beschwerden häufig nicht parallel. Bei Doris möchte ich die Chance, dass es geht auf 3 : 1 einschätzen. Das Risiko einer später doch notwendig werdenden Umstellung ist also ungefähr 25%. Falls wir "auf Sicherheit" gehen wollen, muss ich demnach abraten.

Da der Wunsch von Doris aber recht stark ist, würde ich persönlich meinen, das Risiko sei tragbar. Und noch ein psychologisches Moment: falls Doris es nicht versucht, wird sie sich immer wieder fragen: wäre mein Traumberuf wirklich nicht möglich gewesen?

Frau A. Danke vielmals für Ihre Ausführungen. Wir müssen das noch mit meinem Mann besprechen – ich werde ihm Ihre Ansicht mitteilen.

§ 9. **ABSTÜTZUNG** "bei Bedarf" zu tragen

- Sie haben allen vorstehenden Verhütungsparagraphen getreulich nachgelebt

– was ich annehme –

- Sie haben sich nach bestem Willen und Wissen bandscheibengerecht verhalten

– was ich als selbstverständlich voraussetze –

- Sie können gewisse anstrengende Arbeiten einfach nicht völlig vermeiden

– was ich Ihnen durchaus glaube –

und es treten immer wieder, so alle paar Wochen, während einiger Tage lästige Rückenschmerzen auf,

→ dann schaffen Sie sich einen **Stützgürtel** oder ein

Lendenmieder an. Nicht zu längerdauernder Benützung (wie es während der Behandlung eines Schmerzschubes notwendig sein kann) sondern nur jeweils für kurze Zeit. Und zwar dann

– wenn Sie spüren, dass wieder etwas "im Anzug" ist. Dieses Gefühl kennen Sie von früher her ja zur Genüge!

– wenn Sie zum Voraus wissen, dass bestimmte körperliche Anstrengungen einfach nicht zu umgehen sind. Also eben vorbeugend, prophylaktisch.

Dasselbe gilt für den **Schanz'schen Kragen**. Bei Beschwerden der Halswirbelsäule, besonders zu längeren Schreibtisch- oder Näharbeiten bewährt er sich. Sie können ja nicht beides: arbeiten und ununterbrochen daran denken, den Kopf nicht zu sehr nach vorne zu neigen.

Grundsatz:
Abstützung nicht ständig, nur "bei Bedarf", "je nachdem"!

EPILOG

zum Thema "Rückfallverhütung"

So. jetzt wissen Sie es!, was zu tun, was zu unterlassen ist.

Sie finden es gut und recht. Sie möchten ja gerne – aber .... Zeitmangel, Bewegungsunlust, fehlender Durchhaltewille und was der Ausreden mehr sind.

Bitte, wie Sie wollen. Sie sind ja ein(e) freie(r) Bürger(in) und können über Ihren Körper selbst verfügen. Aber bedenken Sie, dass es *Ihre* Bandscheiben sind – nicht meine. *Sie* müssen mit ihnen leben und eventuell leiden – nicht ich. *Meine* Aufgabe ist es, aufzuklären, zu raten, hinzuweisen, zu mahnen und – mich zu ärgern, wenn Sie sich wegen mangelnder Vorsorge und damit eigentlich überflüssigerweise mit erneuten Schmerzen in meiner Praxis anmelden müssen.

N.B.
Ganz unter uns – quasi inoffiziell! Ich habe auch schon Rückenpatienten gesehen, die sich einen Pfifferling um all' diese Verhaltensweisen scherten und trotzdem keine Schmerzen mehr bekamen. Diese hatten eben Glück. Und sehr regenerationsfreudige Bandscheiben. Für einen solchen Verlauf kann man allerdings nur hoffen und beten.

7. Weiterer Verlauf? Heilung? Prognose?

AUS DER SPRECHSTUNDE:

Pat. Ja, aber wenn ich mich nun auf meine Bandscheibe getrimmt – wie Sie so schön sagen – habe, kann ich dann sicher sein, keine Rückenbeschwerden mehr zu kriegen? Was habe ich zu erwarten? Welchen Verlauf wird das Leiden auf lange Sicht hin nehmen? Gibt es eine **Heilung?** Wie stellen Sie die **Prognose?** Bandscheibenschäden sind doch

DEGENERATIONSVORGÄNGE,

also Abnützungen, welche bekanntlich mit der Zeit zunehmen. Dies bedeutet fortschreitender **Verschleiss**, immer häufiger und stärker **Schmerzen**, allmähliche Abnahme der **Leistungsfähigkeit**, vorzeitiges **Altern**

– und ich bin ja erst 35jährig!

Dr. X. Bitte, keine voreiligen Schlüsse! Zuerst einmal zum Begriff der *Degeneration.*

Er ist – im üblichen Sinne aufgefasst – bei Bandscheibenkrankheiten nicht zutreffend. Er wird hier fälschlicherweise zu einem *Schreckgespenst*, beinhaltet *Halbwahrheiten*, unterschiebt *falsche Wertungen.* Die *Definition* hat zu lauten:

Veränderungen in der normalen Gewebestruktur der Bandscheiben.

Damit werden die tatsächlichen Verhältnisse wesentlich besser erfasst. Der Begriff verliert zu Recht das Odium des unabänderlichen Übels, den fatalistischen Inhalt eines schicksalshaft fortschreitenden Leidens.

Degenerative Prozesse an den Bandscheiben

brauchen nicht	krankheitsverursachend schmerzauslösend leistungsmindernd
zu sein. Sie	
können jedoch	unter gewissen Umständen ... blättern Sie zurück auf Seite 33.

Und weiter:

Glauben Sie wirklich, unser Körper sei dermassen schwächlich, ja impotent, um auf solche Veränderungen *nicht reagieren zu können?* Ihnen schutzlos ausgeliefert zu sein? Über keine *Abwehrmechanismen* zu verfügen? Auf solche Schädigung nicht *reparativ* zu antworten?

Dr. X. Nein. Soweit sind wir denn doch noch nicht "degeneriert". Unser Körper ist nicht wie das Blech Ihres Automobils, das – einmal angerostet – unweigerlich in einigen Jahren durchlöchert ist, zum Verschrotten reif. Lebendes Gewebe ist – eben – lebendig! Und nimmt eine Herausforderung auch an.

Degenerative Vorgänge lösen

- **Kompensation**
- **Regeneration**
- **Vernarbung**
- **Stabilisierung**
- **Reparation**

aus.

Na also! Kein Defaitismus. Trauen Sie Ihrem Körper doch auch etwas zu. Er ist stärker, widerstandsfähiger als Sie glauben.

Hier einige Beispiele:

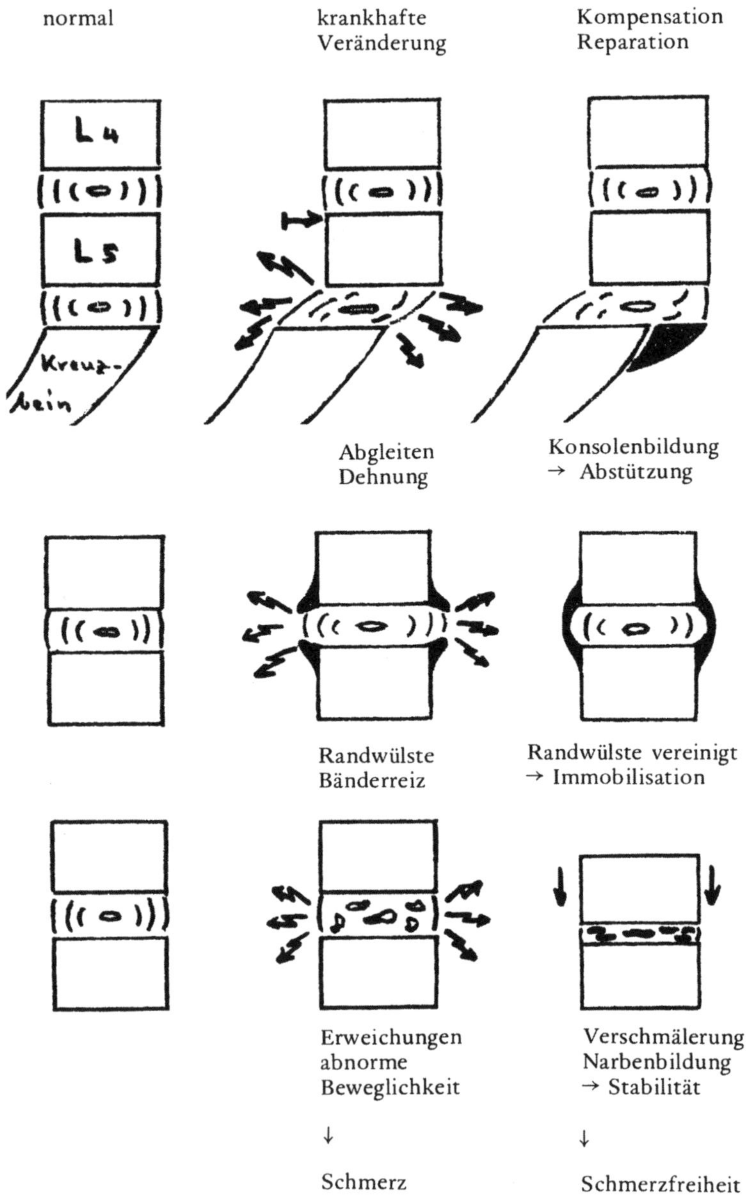
normal
krankhafte Veränderung
Kompensation Reparation
L4
L5
Kreuz-bein
Abgleiten Dehnung
Konsolenbildung → Abstützung
Randwülste Bänderreiz
Randwülste vereinigt → Immobilisation
Erweichungen abnorme Beweglichkeit
↓
Schmerz
Verschmälerung Narbenbildung → Stabilität
↓
Schmerzfreiheit

Eine **Heilung**

ist also – wie Sie gesehen haben – durchaus möglich! Zwar nicht in dem Sinne, dass sich die ursprünglichen Gewebestrukturen wieder bilden, dass sich die Bandscheiben anatomisch wieder "normalisieren". Sondern dass

im *Kampfe* zwischen

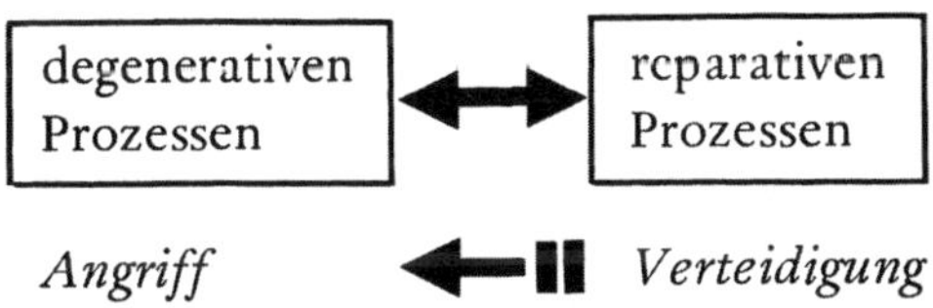

letztere überwiegen. Damit stabilisiert sich die Bandscheibe (oder das Bewegungssegment) wieder und wird – trotz bleibender degenerativer Veränderungen – erneut bezüglich Schmerzen stumm. Der Schaden ist noch da, aber kompensiert. Und für uns das wichtigste: Er löst keine Schmerzen mehr aus; der Patient ist klinisch geheilt.

Nun aber zur eigentlichen Frage: Was haben Sie zu erwarten? Wie ist Ihre

persönliche Prognose?

Jetzt muss ich Sie enttäuschen.

Ich weiss es nicht!

Ich kann nur folgendes feststellen:

a) im *Einzelfall* ist eine auch nur einigermassen sichere Vorhersage über den weiteren Verlauf nicht möglich.

Weder die **klinischen Befunde**
nach Art und Ausmass

noch das **Schmerzbild**
nach Stärke, Lokalisation und Dauer

noch die **Röntgenbefunde**

noch die **berufliche Belastung**

noch das **Alter des Patienten**

lassen die

PROGNOSE

auch nur mit einiger Sicherheit abschätzen, ermitteln, extrapolieren. Futurologie steht bei Bandscheibenleiden klein geschrieben.

Zur Illustration:

AUS KRANKENGESCHICHTEN

Kreuzschmerz seit 2 Wochen
22jährige Hotelsekretärin

Röntgen: *Wirbelabgleiten von 1/2 cm*

Verlauf: alle vielfältigen konservativen Therapiemassnahmen erfolglos. Nach 1 Jahr entschliessen wir uns zur Operation:
Spanverstrebung → Schmerzfreiheit.

Kreuzschmerz seit 2 Wochen
56jähriger Landwirt

Röntgen: *Wirbelabgleiten von 3 cm*

Verlauf: während 10 Tagen Rheumamedikamente und Schwefelbäder →Schmerzfreiheit. 8 Jahre später Konsultation wegen Kniearthrose. Nie mehr Rückenbeschwerden gehabt.

Fazit:

Hätte man bei der Erstuntersuchung aufgrund des klinischen Befundes, der Röntgenbilder, des Alters des Patienten und der beruflichen Belastung Prognosen gestellt – sie wären sicher falsch gewesen!

Die möglichen VERLAUFSFORMEN sind unzählbar:

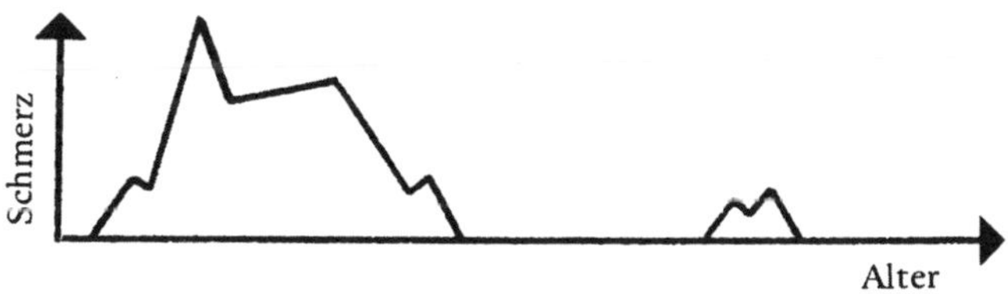

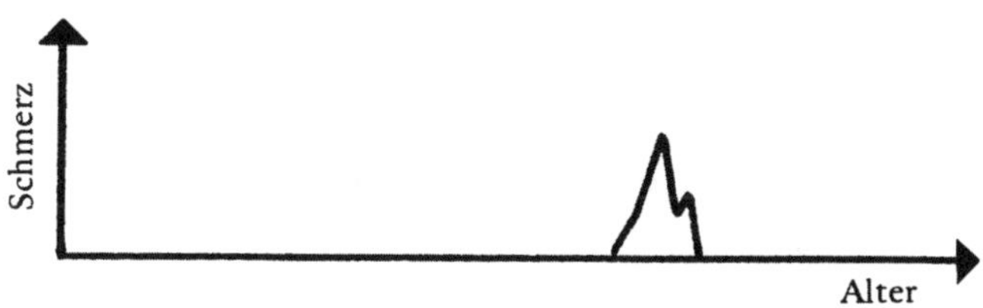

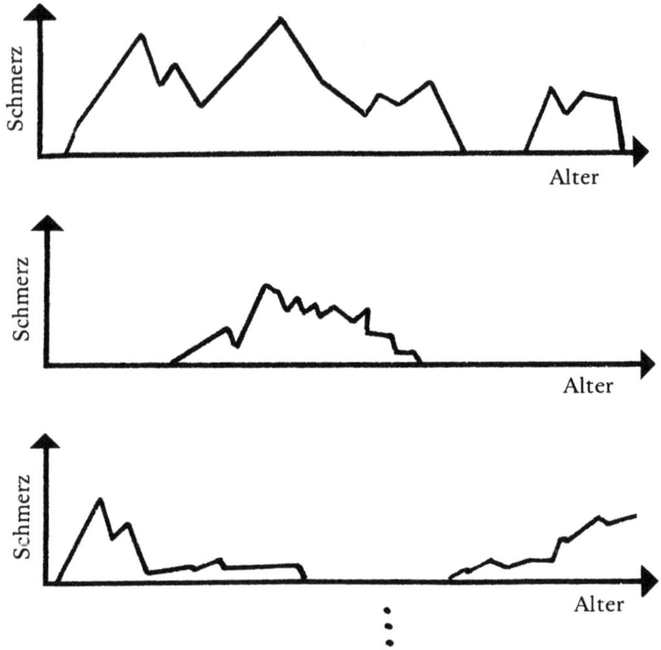

usw.

Welche Variante gilt für Sie?
Niemand weiss es.
Aber es hängt auch von Ihnen ab!!

b) die ungünstigen Verlaufsformen sind doch relativ selten. *Hierzu lasst Zahlen sprechen!* Sehen Sie das Problem *statistisch:*

Einzelfälle:  **selten ist der Verlauf bösartig**

Gros: **meistens ist der Verlauf gutartig**

Von einer Spezialklinik wurden *250 Lumbalgiepatienten 10 Jahre später nachkontrolliert.*

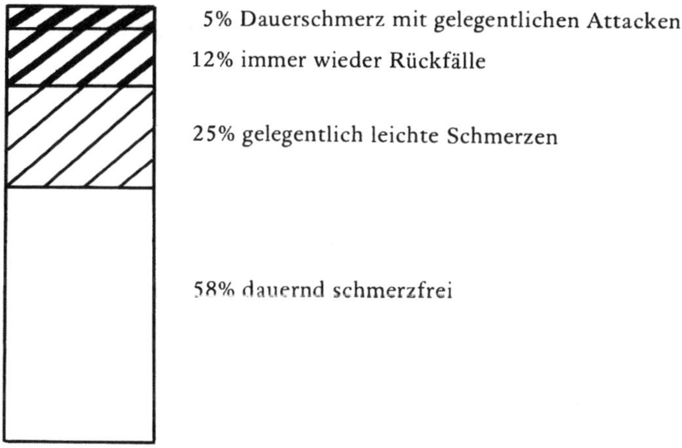

Dabei ist zu berücksichtigen, dass von der Klinik vorwiegend schwerere Fälle behandelt wurden. Die Statistik wäre noch günstiger, würde man auch all die von praktizierenden Ärzten versorgten Patienten einbeziehen.

Dr. X. Sehen Sie, bleiben wir doch etwas optimistisch. Nicht immer an das Schlimmste denken! Dies ist auch noch aus einem anderen Grunde besonders wichtig: nämlich für die . . .

bitte wenden!

8. Psychische Einstellung

zum Rückenleiden

SCHMERZERLEBNIS
SCHMERZWERTUNG
SCHMERZVERARBEITUNG

Beeindruckt Sie Unerfreuliches verhältnismässig stark? Sind Sie eher etwas ängstlich? Werden Sie durch Schwierigkeiten bald einmal deprimiert, bedrückt oder gereizt, nervös?

Oder aber: Fühlen Sie sich den Ihnen zugemuteten Anforderungen nicht gewachsen? Werden Sie zu Leistungen gedrängt, welche Sie nicht erfüllen können? Stehen Sie unter einem Druck, etwas tun zu sollen, das Sie nicht vermögen?

Falls dem so ist – und Sie wissen es ja selbst am besten – so gestehen Sie es sich ruhig ein! Und ebenfalls Ihrem Arzt, der solche Stimmungen bei Ihnen wohl auch schon bemerkt oder mindestens erahnt hat. Für den Behandlungsplan kann es wichtig sein.

Sie brauchen sich ihrer nicht zu schämen. Wir alle machen solche Phasen durch, bald etwas intensiver, bald etwas schwächer, bald während längerer Zeit, bald nur kurze Momente.

Die Fragen über diese Probleme stelle ich nicht aus Neugier über Ihre Gefühlswelt. Nein, vielmehr aus einem ganz konkreten, "bandscheibenbezogenem" Grund:

Sie haben es wahrscheinlich auch schon bemerkt: bei depressiven Verstimmungen, bei inneren Spannungen oder aus einer gewissen Nervosität heraus, dann, wenn das vegetative Nervensystem auf Hochtouren läuft, verspüren Sie die Rückenbeschwerden als besonders lästig, eklig, störend. Die "Empfindlichkeitsschwelle" ist herabgesetzt, das Schmerzerlebnis intensiver als sonst. Ihr "inneres Ohr" registriert wie ein Seismograph selbst geringe Äusserungen des Leidens. Sie sehen bald einmal schwarz und werten selbst leichte Beschwerden bereits als frühe Boten eines schweren Reizschubes, als Zeichen weiterer Verschlimmerung.

Unter solchen Umständen ist Ihre Psyche kein "guter Freund und Helfer". Sie gleicht dem Feldstecher, der alles näher bringt, vergrössert. Sie verführt zu

wechselseitiger Folge und Steigerung
von körperlichen Symptomen
und seelischer Wertung.

Wenn sich der Kreis, die Spirale, mehrfach gedreht hat, werden die Beschwerden als

- psychisch überlagert
- psychogen fixiert
- seelisch überwertet

etikettiert.

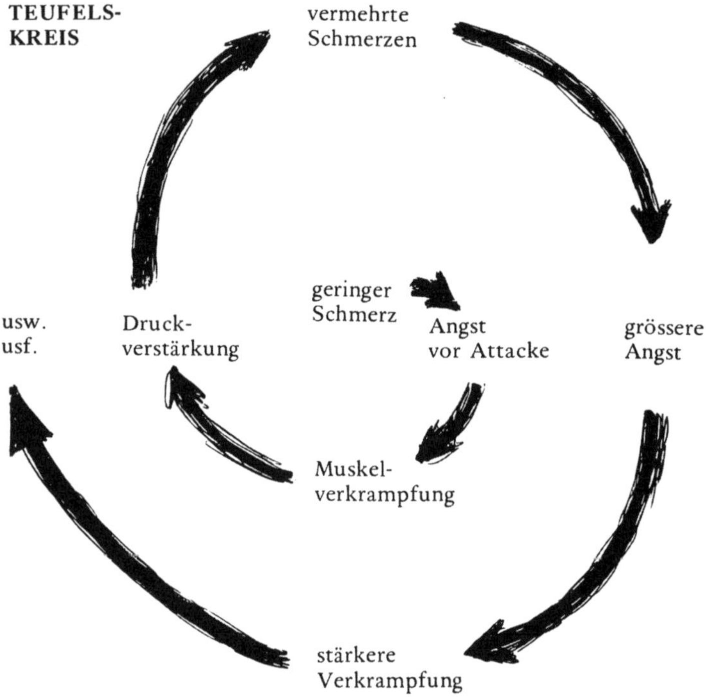

Also:

- Werden wir uns solcher Zusammenhänge und Verstrickungen bewusst!
- Pendeln wir so gut als möglich wieder hinunter!
- Verstopfen wir das "innere Ohr" so fest als es geht!
- Sehen wir weiss – oder doch wenigstens rosa!
- Drehen wir den Feldstecher um. Das Bild wird dann kleiner, entfernter!

9. Ein offenes Wort

für schwerste Fälle

Sollten nun doch

SIE – GERADE SIE –

wirklich zu den Ausnahmen gehören, bei welchen

– trotz aller möglichen Behandlungsmassnahmen
– trotz konsequentem bandscheibengerechtem Verhalten
– trotz Fehlen irgendwelcher Gründe für psychische Überwertung

immer wieder stärkere Rückenschmerzen auftreten, stunden- oder tageweise, nach geringen körperlichen Belastungen schon, beim "Anlaufen" jeden Morgen, beim Sitzen und Stehen bereits nach kurzer Zeit

WAS DANN?

Was kann ich Ihnen dann noch bieten?

Begütigende Worte?
Ja, selbstverständlich. Billige Empfehlungen, welche Sie ja bereits zur Genüge kennen, wie

– tapfer sich abfinden
– Schicksal hinnehmen
– tragen ohne zu klagen
– sich ins Unabänderliche fügen ...

sie nützen Ihnen wenig!

Mehr jedenfalls einmal ein **offenes Wort**: Geben Sie es auf! Hören Sie auf, sich dauernd mit dem Gedanken zu beschäftigen, ob nicht vielleicht doch noch ...

Die ständige Suche nach weiteren Besserungsmöglichkeiten – sie lohnt sich nicht. Ja sie belastet Sie nur seelisch, zwingt sie doch zu dauernder Beschäftigung mit dem Leiden, lenkt Ihre Aufmerksamkeit immer wieder darauf. Und den hochgespannten Erwartungen auf diese oder jene Supertablette, Spezialspritze oder Kur, auf diesen oder jenen Arzt, Heilpraktiker oder Wunderdoktor werden bloss weitere Enttäuschungen folgen.

Hoffen Sie einzig noch darauf, dass – wie es auch bei hartnäckigen und schwersten Bandscheibenleiden immer wieder beobachtet wird – mit der Zeit, mit den Jahren doch eine Beruhigung, Stabilisierung eintritt. Allmählich zwar nur, von selbst, ohne dass hierzu etwas beigetragen werden könnte, das den Vorgang beschleunigt, rascher wirksam werden lässt.

Solch' "*offene Worte*" wagte ich früher kaum, wollte Hoffnungen nicht zerstören, befürchtete depressive Reaktionen. Kühner geworden bin ich erstaunt, wie sie allermeist entlastend, ja befreiend wirken. Wird doch die Situation einmal klargestellt, ohne Beschönigungen. Und gerade dadurch auch viel entkrampfter hingenommen, innerlich akzeptiert.

Und was noch?

Ein *Vorschlag* vielleicht?
Sich vom Leiden zu distanzieren, abzulenken, die Aufmerksamkeit auf andere Dinge einzublenden. Kompensation durch all' das, was trotz des Leidens, der Behinderung noch getätigt, genossen werden kann.

Ein Hinweis
etwa darauf, dass praktisch wir alle, sei es im Körperlichen oder Seelischen, sichtbar oder unsichtbar, ein "Kreuz" zu tragen haben. Dass Vergleiche nicht nur zu anscheinend Gesunden, Normalen, Glücklichen zu ziehen sind, sondern auch zu all' denen, welche noch viel . . .

10. Röntgen-bilder

BEDEUTUNG
AUSSAGEKRAFT
WERTUNG

Pat. Sollten wir nicht noch Röntgenbilder machen lassen?

Dr. X. Nein, wenigstens vorläufig nicht. Bei Ihnen liegen keine Zeichen ausser denjenigen eines "landesüblichen" Bandscheibenschadens vor. Wir behandeln Ihren Schmerzzustand, die klinischen Befunde. Ob sich nun im Röntgenbild die Veränderungen etwas mehr so oder so darstellen, spielt vorerst einmal für die Beurteilung der notwendigen Therapie, für die Ratschläge bezüglich der Verhaltensweisen keine Rolle.

An sich verstehe ich *Ihre Frage* sehr wohl: Sie wollen alles zur Abklärung, Standortbestimmung, zur optimalen Information über Ihr Rückenleiden getan wissen. Aber sehen Sie: Bei Verdacht auf Magengeschwür z.B. ist das Röntgenbild "der Weisheit letzter Schluss". Erst dieses zeigt, ob überhaupt und wenn ja, welcher Art ein solches vorliegt.

Bei Bandscheibenleiden dagegen können Beschwerde[n], Untersuchungsbefunde, Behandlungseffekt und Verla[uf] mit den auf Röntgenaufnahmen dargestellten Veränderungen *extrem differieren.*

zum Beispiel:

Abflachung der Bandscheibe

stark	gering
kein Schmerz	Schmerz

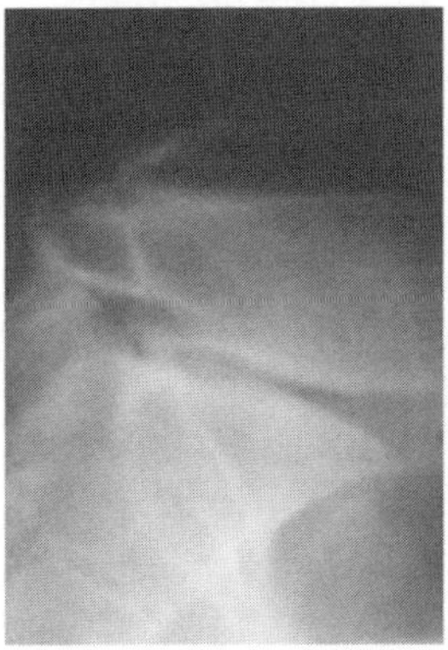

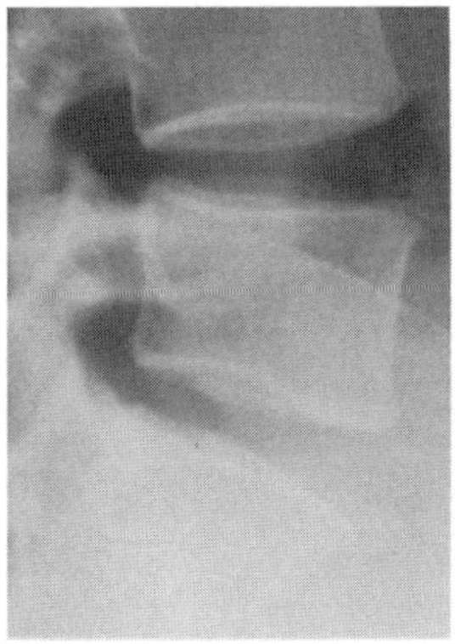

Einer meiner seinerzeitigen akademischen Lehrer wagte die – bewusst etwas überspitzte, nicht ganz wörtlich zu nehmende – Behauptung: *"Die Röntgenbilder der Wirbelsäule lügen soviel wie die Menschen im Gerichtssaal!"*

Notwendigkeit zur Röntgenabklärung besteht jedoch

- falls der Verlauf abnorm langwierig oder sonstwie atypisch ist.
- falls Untersuchungsbefunde vorliegen, die auf eine andere als gewöhnliche Bandscheiben-Erkrankung verdächtig sind.
- vor einer Diskushernieoperation zur Orientierung über Grösse und Lokalisation des Bandscheibenvorfalles.

Ihr Arzt wird den Zeitpunkt für solche Aufnahmen zu bestimmen wissen.

Übrigens noch etwas Erstaunliches, das Sie interessieren wird: nicht selten werden auch schwerste Bandscheibenerkrankungen zufälligerweise – als Nebenbefund – entdeckt, z.B. bei Röntgenaufnahmen der Lunge oder der Nieren. Und der Patient hatte sein Leben lang nie irgendwelche Rückenbeschwerden gehabt!

11. Schwangerschaft und Rückenleiden

EIN INTERVIEW

Pat. Darf ich mit meinem Bandscheibenschaden überhaupt wagen, (noch) Kinder zu bekommen?

Dr. X. Selbstverständlich.
Es müssen schon ganz ausserordentliche Umstände vorliegen, um von einer (weiteren) Schwangerschaft abzuraten. Ich habe in meiner Praxis keine Statistik hierüber aufgestellt; jedenfalls ist es extrem selten – ich möchte schätzen 1–2mal im Schnitt auf mehrere Hundert Rückenpatientinnen.

Pat. Aber während der *Schwangerschaft* nehmen doch die Schmerzen zu.

Dr. X. Ja und nein.
Im allgemeinen haben Sie schon recht: die Gravidität ist eine Krisenzeit für die Wirbelsäule. Gewichtszunahme, Gewichtsverlagerung und Haltungsänderung (Hohlkreuz!) verstärken die achsenmässig abnormen Belastungen der Bandscheiben besonders an der unteren Lendenwirbelsäule.

Aber es gibt erstaunlicherweise *nicht selten Ausnahmen:* vorbestandene Rückenschmerzen können während der Schwangerschaft auch vollständig verschwinden! Warum? – Wir wissen es nicht genau. Jedenfalls spielen hormonale Faktoren eine Rolle, ist doch der gesamte "Hormonhaushalt" während dieser Zeit verändert, umgestellt, anders gelagert.

Pat. Ja, aber was tun, wenn die Schmerzen bei mir doch zunehmen?

Dr. X. Gehen Sie frühzeitig ins Schwangerschaftsturnen und sagen Sie Ihrer Gymnastiklehrerin, sie solle Ihnen zusätzlich Rückenübungen vordemonstrieren. Führen Sie dieses Turnprogramm konsequent und täglich durch, bis zur Schmerzgrenze, wohlverstanden. *Und erlahmen Sie dabei nicht* – höchstens an "allgemeinen und öffentlichen Feiertagen" dürfen Sie einmal aussetzen. Denken Sie daran: "Ohne Schweiss kein Preis!"

Möglicherweise genügt diese Gymnastik nicht. Dann schaffen Sie sich einen Schwangerschaftsgürtel an, welcher von einem Bandagisten hinten durch festere, der Wirbelsäuleform angepasste Stäbe zu verstärken ist. Tragen Sie diesen Gürtel nicht immer – nur zu anstrengenden Arbeiten oder bei stärkeren Schmerzen.

Gelegentlich tritt ein sog. "Schwangerschaftsischias" auf: ausstrahlende Schmerzen in die

Beine, bei Husten und Niesen besonders unangenehm. Die Beschwerden können durch Streckungen der Lendenwirbelsäule mit einem speziellen Gerät, bei welchem keine den Bauch einschnürenden Gurten notwendig sind, behoben oder doch ganz wesentlich gelindert werden.

Pat. Und bei der *Geburt?*

Dr. X. Sie kann unangenehm sein. Es hat gar keinen Sinn, Ihnen ein X für ein U vorzumachen. Ihr Geburtshelfer wird jedoch durch geeignete medikamentöse Massnahmen wissen, auch diese Zeit zu überbrücken. Und schon wenige Stunden später haben Sie ob der Freude über das Kind die Schmerzen bereits wieder vergessen.

Pat. Danke sehr, Ihre Ausführungen beruhigen.

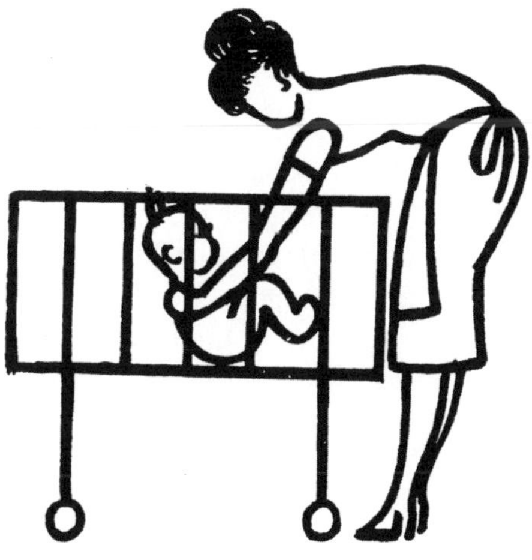

Dr. X. Das freut mich – aber vergessen Sie die *Zeit nach der Geburt* nicht. Während der Säuglingspflege wird die Wirbelsäule besonders strapaziert: beim Wickeln auf niedrigem Tisch, beim Baden in der Badewanne (warum nicht in einem hochgestellten Wäscheeimer?), beim Heben und Tragen des bald einmal "10–20 Pfünders". Richten Sie sich möglichst "wirbelsäulegerecht" ein. Und denken Sie an die allgemeinen Ratschläge auf den Seiten 115–118!

Pat. Besten Dank, Herr Doktor!

12. Ein Risiko-Quiz

Spielregel

Setzen Sie (ohne zu mogeln!) in das entsprechende Feld die Zahl (0, 1, 2, 3) der zutreffendsten Antwort ein.

Addieren Sie die Punkte der Fragen

3	und	1 .....
5		2 .....
8		4 .....
10		6 .....
11		7 .....
12		9 .....
14		13 .....
		15 .....
		16 .....
.... = x		.... = y

Das Resultat ergibt sich aus x − y = ...

		0 nein keine	1 selten leicht	2 gelegtl. mittel	3 häufig stark
1	Haben/hatten Ihre Eltern Rückenschmerzen?				
2	Sind Sie übergewichtig?				
3	Begehen Sie den Trimmpfad? (Vitaparcour)				
4	Treiben Sie Leistungssport?				
5	Gehen Sie an Ihren Arbeitsplatz zu Fuss?				
6	Lieben Sie Hochgebirgstouren?				
7	Ist Ihre Wirbelsäule abnorm gekrümmt?				
8	Können Sie bei der Arbeit die Körperhaltung wechseln?				
9	Haben Sie schon Rückenbeschwerden gehabt?				
10	Treiben Sie Leichtathletik?				
11	Spazieren Sie gerne?				
12	Schwimmen Sie gerne?				
13	Ist Ihr Beruf körperlich anstrengend?				
14	Halten Sie sich selbstbewusst und aufrecht?				
15	Fahren Sie Moped, Motorrad, Auto?				
16	Neigen Sie häufig den Kopf/Oberkörper nach vorne (Büro, Handarbeiten)?				

Beurteilung

–27 bis –23 Punkte:	Höchste Zeit, sich mal ärztlich beraten zu lassen!
–22 bis –10 Punkte:	Lernen Sie die Seiten 106–127 auswendig!
–9 bis +5 Punkte:	Achtung! Feind in Sicht! Kapitel "Rückfallverhütung" nachlesen!
+6 bis +18 Punkte:	Etwas Vorsicht genügt.
+19 bis +21 Punkte:	Sie Glücklicher! Ihre Chancen, Rückenschmerzen zu bekommen sind gering.

Die Wiedergabe von Abbildungen haben freundlicherweise erlaubt:

Seite:	Quelle:
40	documenta geigy 8. Dr. med. A. Brügger, Zürich, und Ciba-Geigy, Basel
54	documenta geigy 10. Ciba-Geigy, Basel
61, 107	Das goldene Wilhelm-Busch-Album. Fackelträger-Verlag, Hannover
65, 66, 71	Geschichte der Orthopädie. Georg-Thieme-Verlag, Stuttgart
78, 79	Hans Bock d.Ae.: Das Bad zu Leuk. 1597. Inv.No. 87. Gefirnisste Tempera auf Leinwand. H 77, 5 B. 108,5. Öffentliche Kunstsammlung Basel, Kunstmuseum Basel
110, 121	Simplicissimus. Scherz-Verlag, Bern
116	Wickie und die starken Männer. Herold-Verlag, Stuttgart
117, 118, 155	Kreuzschmerzen. Separatdruck aus der Zeitschrift für Krankenpflege. Dr. J. Ripstein, La Conversion, und Schweiz. Verband diplomierter Krankenschwestern und Krankenpfleger, und Verlag Vogt-Schild, Solothurn
123	ACS, 11. Vortragstagung. Automobilclub der Schweiz, Bern, und Verlag Stämpfli & Cie, Bern
151	Die Wirbelsäulenleiden und Lehrbuch der Röntgendiagnostik II (Skelett). Georg-Thieme-Verlag, Stuttgart